# Himmel-Erde-Mensch

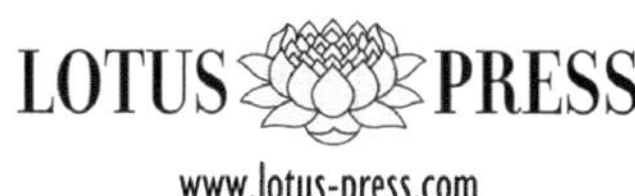


www.lotus-press.com

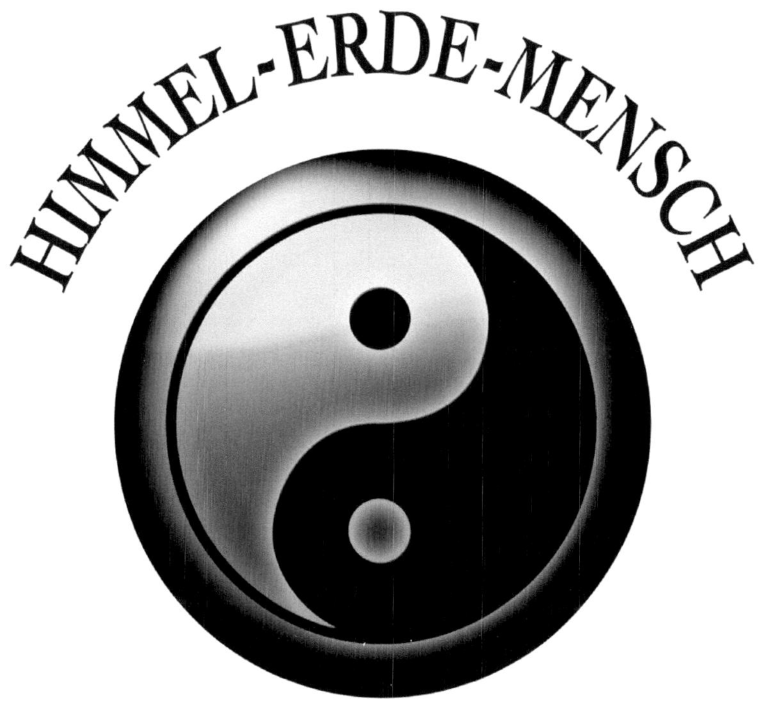


## *Einführung in die Alchemie des Qigong*

*Gerhard Milbrat*

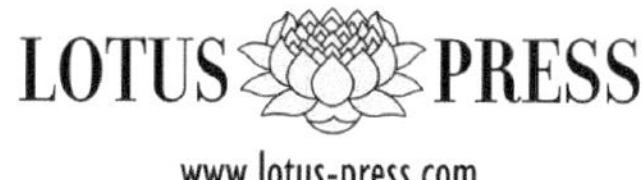

**Gerhard Milbrat: Himmel-Erde-Mensch - Einführung in die Alchemie des Qigong**



Digitales Skript: Petra Finster
Abbildungen: Marc Kriedel, Annette Bökkerink
Lektorat: Daniela Stuhlmacher und Anke Homrighausen



ISBN 978-3-935367-70-7

www.lotus-press.com

# Inhalt

# Vorwort

Es freut mich, Sie auf Ihrer Exkursion in die Welt der Alchemie des Qigong zu begleiten. Dieses Buch soll Ihnen helfen, ein grundlegendes Verständnis von der Thematik des Qigong zu bekommen, die Prinzipien des Wandels, der ständig in und um uns stattfindet, zu erkennen und zu lernen, sie für sich nutzbar zu machen. Immer mehr Menschen interessieren und öffnen sich dafür, selbst etwas zur eigenen Balancierung und Verbesserung ihres Daseins zu tun. Qigong bietet ein breites Spektrum an Methoden, mit denen es gelingt, tatsächlich etwas zu verändern. Oft sind die Ziele der Übenden Ruhe und Gelassenheit, Verbesserung der körperlichen und geistigen Leistungsfähigkeit sowie Harmonie und ein gesundes Leben. Auch mit solchen Zielen ist es sinnvoll, sein Üben in Kontext zu den Stufen der Inneren Alchemie zu sehen. Viele glauben, dass der Anspruch Innere Alchemie zu betreiben nur etwas für ein Leben im Kloster oder für weit Fortgeschrittene ist. Dem ist nicht so! Die Entwicklung in der Inneren Alchemie verläuft in acht Stufen, von denen sich sieben Stufen in jedem der drei Stadien der Entwicklung wiederfinden. Schon die ersten Übungen stoßen einen alchemistischen Prozess an, der von Übungen und Techniken zur Läuterung der drei Energien (Lebensessenzenergie, Lebensenergie und geistig-psychische Energie) im 1. Stadium, über Konzentrationsschulung und geistige Ausbildung im 2. Stadium, zur Kontrolle über Körper und Energien im 3. Stadium weitergeführt wird. So vorbereitet kann man ins „Unbewusste erwachen" und schließlich in Resonanz mit dem Urgrund des Lebens treten. Nicht jeder der Qigong übt, will gleich ein daoistischer Unsterblicher werden. Das ist auch nicht zwingend notwendig. Die Option dafür aber ist in den Methoden, die unter dem Begriff „Qigong" zusammengefasst sind, vorhanden. Ich freue mich, wenn es mir gelingt, Sie neugierig zu machen, Sie zum praktischen Ausprobieren und Nachforschen anzuregen. Vielleicht bekommen Sie eine Idee von den Wirkmechanismen, die hinter Ihrem Befinden stehen. Vielleicht wird

Ihnen Ihr eigenes Üben etwas klarer, und vielleicht können Sie mit dem einen oder anderen Tipp etwas anfangen. Es ist mir klar, dass auch dieses Buch nicht alle Fragen klären wird, neue Fragen aufwirft und vieles nicht oder zumindest nicht erschöpfend genug behandelt. Letztendlich wird nur praktisches Tun mit einer offenen Herangehensweise zu wirklichen Einsichten führen und Theorien lebendig werden lassen. Haben Sie den Mut hinter die Dinge zu schauen und erkennen Sie, dass SIE der Steuermann IHRER Lebensreise sind. Die wahren Schätze des Lebens sind für Sie greifbar. Lernen Sie, Ihr eigener Alchemist zu sein und Ihre drei inneren Schätze (Jing, Qi und Shen) zu kultivieren. Dazu wünsche ich Ihnen beim Lesen viel Freude und Spaß am „Selber-Tun".

*Gerhard Milbrat, im Frühjahr 2010*

# Geleitwort zu diesem Buch

Gerhard Milbrat ist eine außergewöhnliche Persönlichkeit. Er schaut auf vier Jahrzehnte intensive Praxis des Qigong, Taijiquan und des Tanglangquan zurück. Er hat es in diesen Disziplinen zur Meisterschaft gebracht und ist ohne Frage einer der führenden Meister dieser Disziplinen im europäischen Raum. Aber es gibt noch eine weitere Tatsache, die ihn hierin so besonders macht. Er hat tiefgründige Lebenserfahrung. Die über fünf Jahrzehnte, die er bereits auf dieser Erde lebt, hat er genutzt, um das Leben vollständig zu erfahren, zu untersuchen und immer wieder neu herauszufordern. Durch seine tiefgreifenden Erfahrungen in diesen beiden Bereichen, seiner Praxis und seinem Leben selbst, weiß er genau wovon er spricht. Und es hat ihn zu einer wirklichen Persönlichkeit entwickelt, die in sich selbst ruht und zu sich selbst steht. All das macht Meister Gerhard Milbrat zu einem wirklichen und authentischen Lehrer, wie man ihn selten trifft. Man muss ihn nicht wie einen Einsiedler über Stock und Stein aufsuchen, um verklärte Geheimformeln durch langes Bitten zu erhalten. Der zweifache Familienvater lebt Mystik und reales Leben in einer einzigen Welt gemeinsam und begegnet jedem wahren Sucher mit Offenheit und Hingabe, ohne sich jedoch in der Außenwelt zu verirren. Die Essenz „seines" Qigong finden wir in diesem Buch. Es ist eine der großen Früchte seines Lebens, die vielen zu tiefgreifender Gesundheit gereichen wird. Ein wertvolles Buch, dessen Inhalt er selbst gelebt hat, um nun anderen in ihrem Leben weiter zu helfen.

Die Entwicklung der WCTAG, in welcher ich mit Gerhard Milbrat seit 15 Jahren zusammenarbeite, ist maßgeblich von ihm mitgeprägt worden. Seine kombinierte Fähigkeit als Arzt der chinesischen Medizin, Kampfkünstler sowie Taiji- und Qigong-Meister war und ist uns allen ein weitreichender Gewinn. Genauso nun auch dieses, sein erstes, Buch. Es wird, nicht zuletzt auch durch seine persönliche Note, Maßstäbe setzen und ich bin stolz darauf, in diesem Geleitwort dabei mitwirken zu dürfen, es allen Praktizierenden des Qigong unbedingt nahezulegen.

*In großer Hochachtung,*

*Jan Silberstorff*

# *Einführung*

## Zu Beginn

Seit der Mensch aufrecht geht (ist er jemals anders gegangen?), steht und bewegt er sich zwischen Himmel und Erde, den Kopf staunend zum Himmel gerichtet, die Füße fest auf dem Boden. Der Himmel da oben hat uns schon immer fasziniert, inspiriert, uns mit Träumen und Visionen beschenkt, uns geleitet und geführt. Die Kräfte und Energien des Himmels sind ein Teil unseres Lebens geworden. Die Erde da unten hat uns immer genährt, uns Sicherheit, Schutz und Heimat gegeben. Auch die Kräfte und Energien der Erde sind ein Teil unseres Lebens geworden. Die Menschen mussten lernen, mit den Kräften, den Energien, von Himmel und Erde und deren Auswirkungen umzugehen, mit ihnen zu leben. Konnten die Menschen die Auswirkungen der Kräfte und Beeinflussungen verstehen, soweit möglich in Balance halten und eigene Kräfte mit ihnen zusammen wirken lassen, dann lebten sie im Einklang mit Himmel und Erde und konnten ihr Leben zur Blüte bringen. Manche Völker, die mit Himmel und Erde lebten, gaben ihr Wissen über die Regeln und Gesetze von Himmel und Erde mittels Geschichten, Erfahrungen, Riten und Zeremonien an die folgende Generation weiter. Es entstanden neben der mündlichen Überlieferung schriftliche Sammlungen, die nach und nach in riesigen Bibliotheken gesammelt wurden. Das heilige Wissen um die Kräfte von Himmel und Erde ging jedoch im Strom des Dunklen Zeitalters (Kali Yuga) fast verloren. Die wichtigsten Bibliotheken, wie z.B. die Bibliothek von Alexandria und andere Schriftsammlungen, endeten in Staub und Asche. Naturvölker, die dieses Wissen lebendig hielten, wurden unterjocht, assimiliert oder starben aus. Naturkundlerinnen wurden als Hexen und Wissende als Ketzer verbrannt.

Mit dem Morgengrauen und dem Sonnenaufgang einer neuen Zeit, kommt altes Wissen wieder ans Licht und findet immer mehr

Verbreitung. Jeder kann lernen, mit den Kräften von Himmel und Erde in Harmonie zu leben. Jeder kann Alchemist sein, die Kräfte und Energien seines Lebens kennen lernen, stärken und veredeln - eben Alchemie betreiben.

Bei Alchemie denken die meisten Menschen an mittelalterliche, verstaubte Laboratorien mit eigenwilligen Alchemisten, die ihre Kolben und Reagenzgläser schütteln, erhitzen, Stoffe mischen und versuchen, Gold herzustellen. Aber die Herstellung von Gold und anderen Edelmetallen war nicht das einzige Ziel der Alchemisten. Ihr eigentliches Forschungsgebiet war es, chemische Elemente ineinander umzuwandeln. Die Alchemisten waren der Meinung, dass alle Stoffe nicht nur aus Eigenschaften, sondern auch aus Prinzipien aufgebaut sind. Sie versuchten, u.a. ein Allheilmittel herzustellen und waren auf der Suche nach dem Stein der Weisen. Dazu bezogen sie auch immer die Astrologie und andere Wissenschaften mit ein. Als alter Zweig der Naturphilosophie wurde die Alchemie des Westens im 17. und 18. Jahrhundert von der modernen Chemie und Pharmakologie abgelöst. Die Alchemisten des Ostens waren u.a. die Daoisten, die eine Unsterblichkeits-Pille herzustellen versuchten. Neben dieser „Äußeren Alchemie" (Wai Dan), entstand in China während der Song- (960-1279) und Yuan-Dynastie (1279-1368) eine Innere Alchemie. Diese Innere Alchemie (Nei Dan), entwickelt auf der Grundlage daoistischer Theorien, hat zum Ziel, durch die Sublimierung, Reinigung und Umwandlung von Körper, Energie und Geist sich mit dem alles durchdringenden Einen zu verschmelzen. Die Innere Alchemie ist als eine Erleuchtungstechnik zu verstehen, anders als die Äußere Alchemie, welche versuchte, mittels von außen zugeführter Stoffe, den Alterungsprozess aufzuhalten und Unsterblichkeit zu erlangen. Alles in allem ist die daoistische Alchemie ein hochspannendes Gebiet, welches zu erkunden sich für den modernen Menschen lohnt. Der Weg durch die Prozesse der Umwandlung, der in mehreren Stufen verläuft, ist dank der Überlieferungen der Meister bis heute auch für uns noch gangbar. Jedoch scheint es unabdingbar, die Komplexität dieses Themas zu vereinfachen, auf die grundlegenden Prinzipien zu reduzieren und an den modernen Menschen und dessen Möglichkeit zu lernen anzupassen.

Bei der Inneren Alchemie ist der Mensch selbst das Labor. Sein Dasein stellt die Stoffe, mit denen er experimentiert, selbst zur Verfügung. Lebensessenzenergie, Lebensenergie und geistig-psychische Energie bilden als Jing, Qi und Shen die drei Schätze der Inneren Alchemie, die genährt und umgewandelt bzw. veredelt werden. Die hohe Kunst der daoistischen Inneren Alchemie bleibt jenen vorbehalten, welche ernsthaft, wie bei einem Vollzeitstudium, kompetente Einweisung erhalten, diese über lange Zeit durch Übungen ausarbeiten und dabei - abseits des quirligen Lebens der Spaßgesellschaft - einer Weltanschauung folgen, welche uns zunächst extrem fremd erscheint. Verläuft die Innere Alchemie auch in mehreren Stufen und hat zum Ziel die Erleuchtung, bietet sie in vereinfachten Formen auch schon Wertvolles für diejenigen, die gewillt sind, sich täglich ein wenig Zeit zu nehmen, um sich mit sich selbst zu beschäftigen. Mit einfachen Übungen können wir, wie ein daoistischer Alchemist, Körper, Energie, Geist und Psyche kräftigen, umwandeln und veredeln und dabei zu Vitalität, Gesundheit, Erkenntnis und größerem Bewusstsein kommen.

Dieses Buch soll eine Einführung in die Thematik der Inneren Alchemie sein, einen vereinfachten Überblick bieten und zum Experimentieren im eigenen Labor ermuntern. Machen Sie sich bereit für eine Reise in die Welt des Wandels, der Veränderung. Dabei erfahren Sie einiges über Schwingung, Frequenzen, Vernetzung, Information, Kommunikation und erkennen, dass Sie mitten drin, zwischen Himmel und Erde, sind.

## Leben im Wandel

Die Zeiten ändern sich. Das stellt wohl jede Generation fest und man hängt der „guten alten Zeit“ nach. Es heißt auch: „Heute ist die gute alte Zeit von morgen“. Dass Zeiten sich ändern, das machen wir in der Regel z.B. an Zeitgeist, Mode, veränderter Technologie oder veränderten politischen Einflüssen fest. Durch unsere Erfahrungen und Reife, die neue Standpunkte und Blickwinkel mit sich bringen, erleben wir heute die Zeit auch tatsächlich anders als in jüngeren Jahren.

Auch in der Geschichte der Menschheit gab es verschiedene Zeitalter, welche unterschiedlich definiert werden können. So spricht man von geologischen, mythisch-kosmologischen oder spirituellen Zeitaltern. Das Verständnis und die Auffassung von Zeitaltern führten zu einer Vielzahl von Sichtweisen und Konzepten. Über auffällige Gemeinsamkeiten erkannte man zum Teil Traditionszusammenhänge und man konnte einen Urmythos zu den sich wandelnden Zeitaltern erschließen. Alle Religionen, Weltanschauungen und Epen basieren auf mythischen Geschichtsbildern, welche die Menschheitsgeschichte als Abfolge kosmologischer Zeitalter, mit jeweils spezifischen Bedingungen, sehen. Auf eine Vielzahl von Auffassungen und Sichtweisen des Wandels der Zeiten können wir heute zurückgreifen. Man differenziert z.B. die nordische, griechisch-hellenistische, christlich-mittelalterliche, hinduistische, chinesische, indianische sowie eine buddhistische Sichtweise.

Allen gemein ist, dass es unterschiedliche Zeitalter, Welten, gab. Laut indianischen Sichtweisen befinden wir uns in der 4. Welt. Jede „Welt“ scheint sich von der vorhergegangenen so zu unterscheiden, dass man von einer anderen Welt spricht.

Die verschiedenen Zeitalter bzw. Zeitabschnitte bilden in ihrer Gesamtheit einen sogenannten Weltzyklus. Der mystisch-katastrophistischen Auffassung vom Untergang eines Zeitalters, welche von Katastrophen ausgeht, die zum Ende eines Zeitalters führten, steht eine spirituell- philosophische Auffassung gegenüber. Diese geht eher von unterschiedlichen Schwingungsenergien und Bewusstseinsqualitäten aus. Laut unserer kosmologisch-astrologischen Sichtweise wechseln wir z.B. zurzeit vom Zeitalter der Fische ins Wassermann-Zeitalter, in dem sich feinere Bewusstseinsqualitäten entwickeln sollen als noch im Fische-Zeitalter.

Mit Blick auf unsere heutige Situation und als Orientierung im Wandel der Zeit ist das hinduistische Verständnis recht aufschlussreich. Die hinduistische Bezeichnung für Zeitalter bzw. Weltalter ist „Yuga” oder „Kalpa”. Die Hindus gehen im religiösen, spirituellen Sinne von der Vorstellung aus, dass das Sein aus einem sich immer wiederholenden Ablauf von Werden und Vergehen besteht. Diesen Kreislauf nennen sie Weltzyklus, welcher wiederum in 4 Weltalter aufgeteilt ist (siehe Abb.). Dabei differenzieren sie das Goldene, Silberne, Bronzene und Eiserne Zeitalter (Yuga).

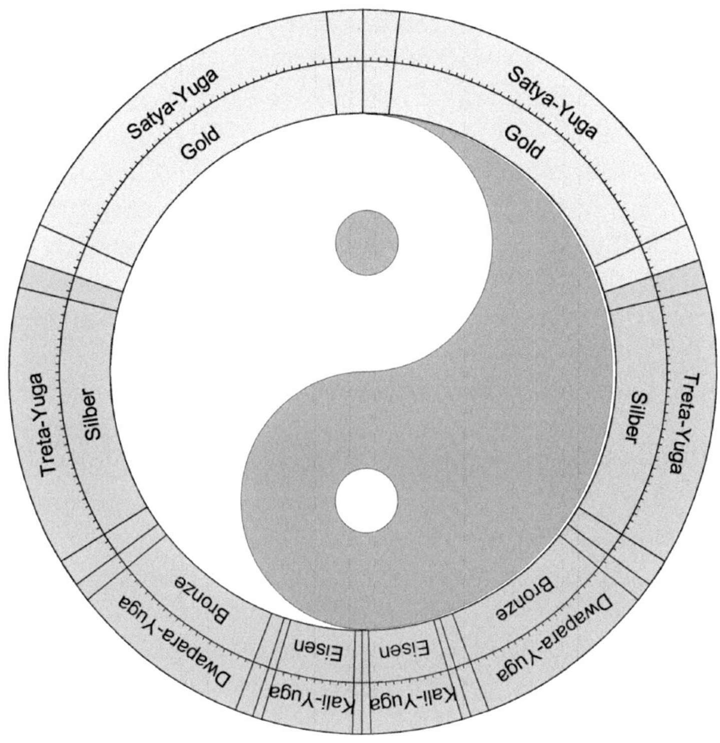


*Abb. 1*

*Abbildung 1 zeigt den Wandel der Zeit mit dem Wechsel der Zeitalter, nach Sri Yukteswar. Die höchste und feinste Schwingungsfrequenz findet sich im Goldenen Zeitalter. Es lässt sich eine absteigende und eine aufsteigende Entwicklung erkennen. 2010 findet sich auf der 7-Uhr-Position unten links. Demnach befinden wir uns jetzt am Ende des Eisernen und am Anfang des Bronzenen Zeitalters, in der aufsteigenden Entwicklung hin zum Silbernen und schließlich zum Goldenen Zeitalter.*

Die Qualität der Bewusstseinsenergien ist demnach im Goldenen Yuga am größten und im Eisernen Yuga am geringsten. Zurzeit befinden wir uns am Ende des Eisernen Zeitalters. Interessant ist die Sanskrit-Bezeichnung des Eisernen Zeitalters = Kali Yuga. Armin Risi z.B. übersetzt Kali im Sinne des Wortstammes als „Keil", ein Keil der alles trennt. Diese Trennung findet sich im Kali-Yuga in allem, auf allen Ebenen und in allen Bereichen. Wir erleben diesen trennenden Keil in uns, unseren Beziehungen, Einstellungen, Anschauungen. Wir trennen nach Nationalität, Geschlecht, Religion, ethnischer Zugehörigkeit. Die Begriffe und Ebenen der Polarität bzw. des Polarisierens sind endlos und ziehen sich mit großer Wirkung durch unser Leben. Das heißt, dass unser Denken, Sprechen und Handeln auf Trennung ausgerichtet ist. Das Kali Yuga ist demnach das trennende Zeitalter und diese Trennungen sind offensichtlich. Aber die Zeiten ändern sich. Wir leben heute in einer Zwischenzeit. Das Alte ist nicht mehr, das Neue ist noch nicht und Beeinflussung kommt aus beiden Richtungen. Da die Übergänge von einem ins nächste Zeitalter fließend sind, wirken immer noch trennende Energien. Unser Bewusstsein jedoch erkennt dieses Trennende immer deutlicher und richtet sich mehr und mehr auf eine andere Qualität aus.

Was auf Trennung aufgebaut wurde, wird aber nicht so einfach ausgewechselt. In diesen Übergangszeiten wird es mit Sicherheit entsprechende Unruhe geben, bis schließlich und endlich der Einfluss trennender Energien versiegt. Diese Übergangszeiten sollten sich auf ca. 100 - 300 Jahre belaufen. Das heißt, der Wandel der Zeiten wird von jedem deutlich wahrgenommen, und es hat Sinn, sich dem Wandel zu stellen, ihn zu verstehen und sich entsprechend zu balancieren.

## Wandel im Leben

Seit der Zeugung und Inkarnation in die menschliche Daseinsebene schwimmen wir in den Fluten des Wandels. Alles, vom Mikro- bis zum Makrokosmos, befindet sich in steter Bewegung und Umwandlung. Sterne bilden sich aus Gas und Staub, ganze Galaxien mit Sternen entstehen und vergehen. Alle Prozesse in uns und um uns herum zeugen vom Wandel im Kleinen wie im Großen. In für uns überschaubaren Wandlungsvorgängen, wie z.B. Ein- und Ausatmen, Tag und Nacht, den Jahreszeiten, den stellaren Bewegungen, chemisch-molekularen Prozessen sowie dem Werden und Vergehen des menschlichen Lebens, erkennen wir einen Rhythmus von Aktion, Reaktion und Interaktion. Alle Kulturen entwickelten eine Wissenschaft der Naturbeobachtung. Schon immer beobachtete der Mensch die Vorgänge des Wandels in und um sich herum. Je nach Erkenntnis und Verständnis stellte er Thesen auf, die ihm den Wandel verständlicher machten. Unzählige Generationen von menschlichem Leben trugen ihr Wissen und Verständnis über die natürlichen Prozesse des Wandels zusammen. Der Mensch verstand es, sich immer wieder an die veränderten Lebens- bzw. Umweltbedingungen anzupassen.

Lebte er mit den Gesetzmäßigkeiten von Werden und Vergehen, konnte er sein Dasein zur Blüte bringen. Er lebte mit der Natur, eingebettet in ein synergisches Netzwerk, mit allem, was ihn umgab und durchdrang.

## Polarität

Den Menschen der Vorzeit gelang es, die verbindenden Aspekte im Wandel des Lebens zu erkennen und in ihrem Leben anzuwenden. Sie lebten in Harmonie mit sich und mit der Natur.

Vieles von diesem Wissen ging in dem Wechsel der Zeitalter verloren und das Weltbild der Menschen wandelte sich. Mehr und mehr rückten trennende Energien in das Bewusstsein der Menschen. Polares Denken etablierte sich immer mehr und mündete in einem Entweder-Oder: Entweder gut oder schlecht, Tag oder Nacht, Ein- oder Ausatmen, bewusst oder unbewusst, Leben oder Tod, hart oder weich, männlich oder weiblich. Die Liste der Begriffe ist unendlich. Polarität besteht auf verschiedenen Ebenen. Die Erkenntnis, dass alles polar ist, führte über die Gewöhnung daran immer mehr zur Trennung, zur Spaltung, sowie dazu, sich als Mensch immer im Entweder-Oder zu bewegen. Mittlerweile sind wir an die Polarität gefesselt. Unsere aktuelle Situation ist die der trennenden Polarität. Wir Menschen leiden unter dieser Trennung und würden gerne die Ganzheit wieder herstellen. Wir suchen einen Weg aus der Polarität, hin zur

Einheit. Alle Religionen, Philosophien, Weisheitslehren und esoterischen Traditionen künden von diesem Weg heraus aus der Polarität, der Trennung, hin zur Einheit mit allem.

Wir können davon ausgehen, dass hinter allen Prozessen des Werdens und Vergehens, und sind sie noch so verwirrend, ein universell gültiges Prinzip wirkt. Unser Leben entfaltet sich zwischen zwei Polen und definiert sich durch den Rhythmus, der durch das Zusammenwirken zweier Pole entsteht. Der eine Pol ist nicht vom anderen lösbar. Beide Pole bedingen sich, wechseln sich ab und lassen Rhythmus entstehen. Beim Atmen z.B. lassen sich Ein- und Ausatmen nicht voneinander trennen. Zwar folgen die Atemzüge nacheinander, aber erst ihr Zusammenwirken verbindet sie zu einer Einheit und lässt uns leben. Zwischen Zeugung und Tod entfaltet sich unser menschliches Leben. Aus zwei Polen wird ein Dasein. Eins und eins werden eins. Leben, wie wir es kennen, ist Bewegung, Veränderung, Wandel. Die Menschen der heutigen Zeit sind oft hilflos und verwirrt dem immerwährenden Wandel ausgeliefert.

Die Suche nach der Lösung des Geheimnisses, welches der beständigen Bewegung und dem Wandel des Universums zugrunde liegt, hat die Physik und lange davor die Metaphysik entstehen lassen. Sucht die Physik mathematisch die im Universum geltenden Gesetze auszudrücken, ergründet die Metaphysik, ebenfalls mathematisch, die Auswirkungen dieser Gesetze auf den Menschen. Zwei Grundgesetze bestimmen den physikalischen Wandel im Universum: Das erste besagt, dass alles seinen Gegensatz in sich trägt. In allem, in jedem, in jeder Situation, in der sich der Mensch befinden kann, ist bereits der Keim eines kaum spürbaren aber unvermeidbaren Wandels gelegt. Das zweite Gesetz ist das der periodischen Wiederkehr, welches zyklisch und rhythmisch die Periode des Wachstums, z.B. der Pflanzen, Tiere sowie auch die Entwicklungsabschnitte im Leben und Charakter des Menschen, bestimmt. Die Gesamtheit dessen, was diesen physikalischen Gesetzmäßigkeiten des Universums unterliegt, von den Mikroorganismen bis zu galaktischen Systemen, nenne ich das Meer des Wandels.

# Leben ist Veränderung

Jede Zelle des menschlichen Organismus unterliegt stetem Wandel und Veränderung. Von der Befruchtung der mütterlichen Eizelle an erkennen wir den dynamischen Prozess des Lebens. Die Zellen teilen sich und wachsen. Der Mensch reift vom Säugling über das Kind zum Jugendlichen und zum Erwachsenen. Bei einer Durchschnittslebenserwartung von 76 Jahren wachsen, reifen, altern und sterben wir. Während der gesamten Lebenszeit wandelt sich unser Organismus, und den Großteil dieses Wandlungsprozesses erleben wir nicht bewusst. Selbst im Tode geht der Prozess des Wandels, der Veränderungen weiter. Dieser Prozess wird z.B. im Totenbuch der Tibeter, im Totenbuch der Maya, der Ägypter und im Totenbuch des Islam beschrieben. Die Kontrolle über unser Leben wird im Augenblick unserer Empfängnis aber nicht einem genetischen Würfelspiel überlassen, sondern in unsere eigenen Hände gelegt. Die Wissenschaft der Epigenetik (jenseits der Genetik) hat festgestellt, dass vor allem Umwelteinflüsse wie z.B. Ernährung, Stress und Gefühle unsere Gene verändern können.

Den Wandlungsprozess unseres Körpers erkennen wir am Wechsel unseres äußeren Erscheinungsbildes. Auch unser geistiges und emotionales Dasein unterliegt der Polarität und einem steten Wandel. Im Laufe unseres Lebens erfahren wir eine Vielzahl von Krisen. Jeder Lebensabschnitt wird von Krisen begleitet: Geburtstrauma, Pubertät, Midlifecrisis, Partnerkrisen und leere Nestkrise, um nur einige zu nennen, sind das Schmiedefeuer unseres Daseins. Unsere Wahrnehmung, unser Denken und Fühlen sind nicht immer gleich. Wir erleben glückliche und weniger glückliche Momente, sind auch geistig und emotional unterschiedlich disponiert. So sehr wir auch versuchen, Glück festzuhalten und Leid loszulassen, wechselt unser Befinden ständig. Immer wieder müssen wir ausgleichen, uns anpassen. Jeder Mensch ist ein dynamisches Netzwerk, dazu leben wir in komplexen synergischen Netzwerken, die wir in der Regel nicht durchschauen. Millionen von Menschen halten ihre schwache Vitalität und ihre schlechte Gesundheit nicht für das Ergebnis einer Kombination von mentalen, physischen, emotionalen und spirituellen Faktoren, sondern führen sie auf eine Unzulänglichkeit in der Biochemie ihres Körpers zurück.

Wie auch immer, wir leben in Veränderungen und Wandel. Durch unser Handeln in der Polarität kommen viele unserer Lebensbereiche an ihre Grenzen. Wir Menschen mussten uns schon immer unserem eigenen Wandel, dem Wandel der Natur sowie den gesellschaftlichen und technologischen Veränderungen stellen.

In der heutigen Zeit wird das immer schwieriger, da sich dieser Prozess beschleunigt. Unser Gleichgewicht, unsere Mitte, scheint verloren. Die Zustände in und um uns zeugen davon. Immer mehr gerät aus dem Gleichgewicht. Die Disbalancen zeigen sich immer deutlicher. Längst haben wir als Teil über das Ganze keinen Überblick mehr. Immer öfter sind wir Menschen den Folgen des gestörten Gleichgewichts, der verlorenen Mitte, hilf- und orientierungslos ausgeliefert. Wir wissen, dass es „so" nicht weitergeht, glauben aber, auf Veränderungen in und um uns kaum bewusst einwirken zu können. Trotz unseres relativen Wohlstands fühlen wir, dass uns etwas fehlt. In diesen hektischen, stressigen Zeiten, haben wir Sehnsucht nach dem ruhenden Pol, zu dem wir uns zurückziehen können, wo Besinnung möglich wird und aus dem neue Kräfte entstehen können. Oft fehlt es uns an Orientierung, Zuversicht und Motivation: Es fehlt unsere Mitte. So suchen wir Halt und Gleichgewicht im „Außen" anstatt sie im „Innen" zu finden. In uns ist alles enthalten, was wir brauchen, um unser Dasein zu meistern. Doch wir haben vergessen, aus dem Zentrum der Kraft heraus zu leben. Und genau diese Mitte ist unser angestammtes Recht. Sie ist uns in die Wiege gelegt. Schon im Mutterleib mündet alle Versorgung über die Nabelschnur in unsere Mitte. Nach der Geburt, mit dem Heranwachsen, beginnen die Etablierung in der Welt der Polarität und der allmähliche Verlust der Mitte. Mit Zunahme der Beeinflussungen, Konditionierungen und Sozialisierungen, wachsen wir in die polare Interpretation des Lebens, entfernen uns von der Quelle der Kraft und können immer weniger unser volles Potenzial nutzen. Damit wir optimal lebenstüchtig sein können, benötigen wir unsere Mitte, unser Gleichgewicht. Wie sollen wir sonst ein gesundes, bewusstes Dasein leben, in dem beständig Entscheidungen getroffen werden müssen, die letztlich Qualität, Richtung und Ziel unseres Lebens bestimmen? Nicht Boot oder Steuermann machen eine Seefahrt möglich. Nur das Zusammenwirken von Boot und Steuermann ermöglicht eine relativ sichere Seereise.

## Boot und Steuermann

Unser Leben ist ein beständiger Wandel, ein Vorwärtsschreiten, einer Reise gleich. Der Körper ist unser Gefährt, der Geist ist der Steuermann. Erleben wir auf unserer Reise Unvergessliches und verläuft die Reise friedlich und harmonisch, fühlen wir uns wohl und genießen die Eindrücke. Hat unser Gefährt eine Panne, geht es erst mal nicht weiter und wir sind mit Reparaturen beschäftigt. Der Zustand des Gefährtes und auch die äußeren Einflüsse, wie Wetter-, Straßen- oder Landschaftsverhältnisse, können ein Weiterkommen erschweren oder gar verhindern. Vielleicht verlieren wir die Orientierung und kommen vom Wege ab. Hier müssen wir alle Kräfte konzentrieren und uns auf unsere Fähigkeiten verlassen können. Wie Boot und Steuermann müssen wir eine Einheit bilden. In solchen widrigen Situationen ist es von besonderer Bedeutung, dass wir als Steuermann unser Boot kennen und einschätzen können, wie es auf unser Handeln reagiert, welche Konsequenzen unser Handeln hat. Haben wir Kontrolle über unser Boot, können wir wahrscheinlich ein Kentern verhindern und wohl auch unseren Kurs halten. Ohne Kontrolle über unser Boot sind wir schnell den Lebens- und Naturgewalten hilflos ausgeliefert. Womöglich kentern wir und unsere Reise findet ein plötzliches Ende.

Um die Gefahren einer Reise so gering und soweit wie möglich kalkulierbar zu halten, wird sich z.B. ein Seemann so gut wie möglich vorbereiten und, wenn er keine Erfahrung hat, auf Erfahrungen anderer sowie Bewährtes zurückgreifen. Er wird sicherstellen, dass sein Boot überhaupt seetüchtig ist und dafür Sorge tragen, dass Maschinen und Gerätschaft gewartet und in einem guten Zustand sind. Er wird sich auf und in seinem Boot auskennen und alle Funktionen beherrschen. Er kann die Leistungsfähigkeit sowie die Leistungsgrenzen einschätzen.

Boot und Steuermann sind eine Einheit. Müssen sie auch. Wie sollen sie denn sonst eine Reise in den Wogen des Lebens durchführen, auf der jederzeit etwas Unvorhergesehenes passieren kann? So ist es auch in unserem Leben. Einer Reise gleich durchfahren wir unser Dasein. Meist jedoch erfüllen wir die Voraussetzungen, unsere Reise sicher, bewusst und unter Ausschöpfung unseres vollen Potenzials durchzuführen, nicht. Körper und Geist sollten eine Einheit bilden, so wie eigentlich auch Mensch und Natur eine Einheit bilden sollen. Doch der Alltagsmensch hat ein kaum entwickeltes Körperbewusstsein. Er hört oder versteht die Signale des Körpers nicht. Seine Achtsamkeit ist nach außen gerichtet. Das moderne Leben mit all seiner Hektik, seinen Reizen, Angeboten und Lebensweisen verdeckt immer mehr den Blick für das Wesentliche, als klebten wir mit einem Auge am Türspion, um so viel wie möglich vom Leben draußen mitzubekommen. Wir haben vergessen, dass wir nur einen Schritt zurückzugehen brauchen, um die Größe des inneren Raumes zu erkennen, der sich uns eröffnet. Der Geist hat kaum noch bewussten Zugang zum Körper. Wir spüren unseren Körper fast nur noch, wenn er schmerzt oder krank ist, wir Hunger oder Durst haben. Die vielfältigen Erkrankungen, Störungen, Disharmonien und Zustände unseres Körpers zeugen von einem Boot, mit dem man besser keine Reise auf das offene Meer wagen sollte. Hinzu kommt ein Steuermann, als Synonym für unseren Geist, der oft nicht klar, bewusst und belastbar ist. Es finden sich genug Zeichen dafür, dass der Steuermann nicht nur sein Boot nicht kennt, sondern noch nicht einmal weiß, wie und wohin er seine Reise durchführen will. Wie wird sich so ein Geist mit so einem Körper mit dem Leben konfrontieren? Wer bessere Voraussetzungen für die Reise seines Lebens entwickeln möchte, sollte sich sein Boot, seinen Steuermann, aber auch Gefahren, Wege, Möglichkeiten und Ziele einer Reise genauer anschauen und erarbeiten. Bei Bedarf ist es ratsam, von den Erfahrungen anderer zu lernen oder gar professionelle Hilfe zu suchen. Auf jeden Fall sollten wir selbstverantwortlich anfangen an uns zu arbeiten, um unser Dasein den Erfordernissen und Gesetzmäßigkeiten des Lebens anzupassen. Um effektiv an sich selbst arbeiten zu können, ist es sinnvoll, mehr über die Funktionen unseres Organismus sowie die Interaktionen von Körper, Geist und Seele und deren Austausch mit Natur und Kosmos zu erfahren. Hier wird Wissen zur Macht über sich selbst.

## Intelligentes Zellgeflüster

Menschen sind komplexe und vielseitige Wesen mit vielen Ebenen. Unser westliches wissenschaftliches Modell des Menschen tendiert dazu, die Newton'sche mechanistische Betrachtung des Lebens zu übernehmen. Dabei wird der Mensch vor allem als physisches Wesen verstanden, als biologische Maschine, welche gelernt hat zu denken. Die moderne Medizin und Physiologie hält an der Auffassung fest, dass der Mensch hauptsächlich aus Molekülen zusammengesetzt ist, obwohl die Entdeckungen der Quantenphysik erkennen lassen, dass das materielle Modell des Lebens unvollständig ist. Modernste Zellforschungen zeigen, dass der oberste Grundsatz der Biologen, der genetische Determinismus, grundsätzlich nicht stimmig ist. Der Mensch ist nicht Körper oder Geist, sondern Geist und Körper.

Der Mensch als Organismus besteht aus zig Billionen Zellen, welche Organe, Gewebe, Muskeln, Sehnen, Knochen, Nerven und Haut bilden. Zellbiologen haben erforscht, dass das Leben einer Zelle durch ihre physische und energetische Umgebung bestimmt wird und nicht etwa durch ihre Gene. Unsere Zellen sind auf vielfältige Weise miteinander vernetzt. Sie alle entstammen der mütterlichen Ei- und der väterlichen Samenzelle, (1 + 1 = 1), und folgen einem Bauplan, der die Entwicklung des menschlichen Organismus bestimmt. Unsere Körperzellen bilden dynamische Netzwerke, deren Aktivitäten intelligent sind und von uns nicht bewusst wahrgenommen werden. Zum Beispiel betreibt eine Muskelzelle rege Konversation mit unmittelbaren sowie fernen Nachbarzellen. Diese Muskelzelle wird stetig „angesprochen“, antwortet auf die Botschaften und reagiert auch mit Veränderung. Eine Muskelzelle kann ihre Aufmerksamkeit fokussieren. Sie reagiert auf manche Signale, auf andere nicht (New Scientist 16.02.2002). Unsere Billionen Zellen mit ihrem „Eigenleben" entziehen sich in der Regel unserer Wahrnehmung. Sie interagieren mit unserem Denken und unseren Gefühlen. Eine Muskelzelle empfängt nicht nur ein einziges Signal, sondern gleichzeitig dutzende oder hunderte davon. Und auf alle Signale soll sie adäquat antworten. Sie empfängt Informationen und interpretiert diese. Sie antwortet darauf, offenbar aber nicht immer auf die gleiche Weise. Sie differenziert je nach Situation. Sie kann sich flexibel an ihre Zellumgebung anpassen. Dabei ist die Zellhülle (Plasmamembran) so etwas wie das Gehirn der Zelle mit vielen Antennen nach innen und außen. Forscher vermuten, dass an dieser Membran 500 - 1000 Signal-Proteine dicht gedrängt lagern.

Die These, dass Zellen intelligent sind, wird zum Teil durch ein Experiment des Forschers Paul Kulesa erhärtet (California Institute of Technology Pasadena, USA). Kulesa und sein Team haben untersucht, wie Nervenzellen in einem Hühnerembryo „wissen", in welche Richtung sie sich bewegen. Das Team um Kulesa postuliert, dass Richtung und Ziel der Zellwanderung sich dynamisch aus den fortlaufenden Interaktionen mit anderen Zellen und deren Umgebung ergeben.

Rupert Sheldrake ist morphogenetischen Feldern auf der Spur, welche für die Entwicklung und Aufrechterhaltung der Körperform zuständig sind. Jedes selbstorganisierte System, wie z.B. der Mensch, ist ein Ganzes, das aus Teilen besteht, die wiederum Ganze auf einer tieferen Ebene sind. Auf jeder Ebene verleiht das morphische Feld jedem Ganzen seine charakteristischen Eigenschaften und bewirkt, dass es mehr ist als die Summe seiner Teile (www.sheldrake.org). Teile, die wiederum ein Ganzes sind, stellen u.a. unsere Zellen dar.

Pert Candace entdeckte bei ihrer Erforschung der informationsverarbeitenden Rezeptoren in den Nervenzellmembranen, dass der menschliche Geist nicht nur im Kopf sitzt, sondern durch Signalmoleküle im ganzen Körper verteilt ist (Pert Candace, „Moleküle der Gefühle - Körper, Geist und Emotion"). Auch Licht, sogenannte Biophotonen, wird offenbar zur Kommunikation mit der Zelle und von

Zelle zu Zelle genutzt (Marco Bischof, „Biophotonen, das Licht in unseren Zellen“, Verlag Zweitausendundeins 1995).

Wir können davon ausgehen, dass unser Organismus, als Teil der Natur und des Kosmos, Informationen und Beeinflussungen aus der Natur und dem Kosmos, quasi den „Erweiterungen“ unseres Körpers, erfährt (Transformation der Erde, Argo-Verlag). So flüstern z.B. andere Menschen, die Sonne, der Mond, die Sterne (siehe Astrologie) in unserem Zellgeflüster mit. Aber gerade unser Denken und unsere Emotionen, unser Handeln und unsere Wünsche interagieren wesentlich in diesem Informationsaustausch mit und beeinflussen unsere körperliche und geistige Kondition.

## Informationsträger Wasser

Wasser ist der Urquell allen Lebens. Alles Leben auf der Erde hat sich aus dem Wasser und durch das Wasser entwickelt. Für uns Menschen ist Wasser neben dem Sauerstoff der wichtigste Grundstoff des Lebens. Es durchdringt jede Körperzelle und ermöglicht erst die Kommunikation der unterschiedlichen Zellverbände. Wasser reguliert alle Funktionen des Organismus, wie z.B. Körperaufbau, Stoffwechsel, Verdauung, Herzkreislauf-Funktion und vieles mehr.

Wasser ist Träger aller körperlichen und geistigen Informationen. Die biophysikalische Qualität des Wassers, welches wir trinken, entscheidet wesentlich, wie strukturiert und energiegeladen unser Organismus ist. Wasser ist in der Lage, Informationen zu speichern und diese an uns weiterzugeben. Wasser ist Informations- sowie Energieträger und -leiter.

„Während seiner Reise durch die Erde nimmt das Wasser alle elektromagnetischen Schwingungen auf, die auf unserm Planeten vorkommen. Es wird zum Blut der Erde“. (Viktor Schauberger 1885-1958).

Der japanische Wissenschaftler Emoto belegte mit einem Kristallisationsverfahren, dass Gedanken, Worte, Musik, gesprochen, geschrieben oder gedacht, in das Wasser als entsprechende Informationen eingespeichert werden. Die fotografischen Darstellungen dieser Kristalle sprechen eine deutliche Sprache.

Unsere Zellen speichern Wasser, Wasser speichert Informationen und der Mensch besteht zu 70% - 80% aus Wasser. Wasser bzw. dessen Moleküle besitzen durch unterschiedliche Aggregatzustände eine unterschiedliche Stofflichkeit. Eis <> Wasser <> Dampf, wenn Wärme entzogen oder hinzugefügt wird. Die Wassermoleküle besitzen eine bestimmte Schwingungsfrequenz. So verlangsamt sich diese Schwingung, wenn Wärme entzogen wird. Die Moleküle verdichten sich, aus Wasser wird Eis. Wird wieder Wärme zugeführt, schwingen die Moleküle schneller und aus dem dichten Eis wird wieder flüssiges Wasser. Wird weiter Wärme zugeführt, so schwingen die Moleküle immer schneller. Aus Wasser wird Dampf.

## Schwingung und Frequenz

Auch die Moleküle der Zellflüssigkeit können schneller oder langsamer schwingen, aber nicht nur durch die genannten Temperaturveränderungen. Viel wesentlicher sind für uns, neben den externen Einflüssen (Natur, Kosmos, Technologie), die „hausgemachten“ Einflüsse durch unser Denken und Fühlen. Z.B. bewirkt Freude eine sofortige Erhöhung der Zellschwingung, Trauer bewirkt eine direkte Herabsetzung der Schwingung.

Freude und Trauer, Kummer und Sorgen, Angst, Wut und Zorn, Liebe und Hass sind keine beständigen Zustände. Wie viele verschiedene Emotionen haben Sie heute schon erlebt? Die verschiedenen Gefühle bewirken eine Veränderung unserer energetischen „Schwingung“.

So können wir z.B. bei Angst erstarren oder bei Freude leicht und beschwingt sein. Interessant ist, dass wir auch durch Medien wie Presse oder Fernsehen über unseren Sinn beeinflussbar sind. Achten Sie einmal darauf, wie unsere von außen geschürte Angst, z.B. vor der Vogelgrippe oder vor Gewalt und Terror, die Qualität unseres Lebens beeinträchtigt.

Ein ängstlicher Mensch wird eine entsprechende Körperhaltung einnehmen, genauso reagiert unser Körper auf Wut, Freude oder Kummer mit einer entsprechenden Haltung.

Gerade in der heutigen Zeit leiden wir ständig unter einer Vielzahl scheinbar unlösbarer Sorgen. In unserem persönlichen Leben, unserer Arbeit sowie in der durch Kriege und Katastrophen belasteten globalen Gemeinschaft fühlen wir uns bedroht.Obwohl diese gefühlten Bedrohungen unser unmittelbares Überleben nicht gefährden, aktivieren sie aber Stresshormone. Unsere täglichen Stressfaktoren versetzen unseren Körper ständig in Aktionsbereitschaft. Diese Aktionsbereitschaft brachte uns in der Frühgeschichte dazu, dem Mammut gegenüberzutreten und es zu erlegen. Spätestens nach dem Verzehr eines Mammutsteaks sank der Stresshormonspiegel des Jägers. Im Gegensatz zu dem Mammutjäger, der seine Anspannung in körperliche Aktivität umsetzen konnte, werden wir den durch Angst und Sorgen erzeugten Stress nie ganz los. Fast alle der gängigen „Zivilisationskrankheiten" werden mit Stress in Verbindung gebracht. Immer mehr Forscher gehen davon aus, dass z.B. Depression entsteht, wenn die Stress-Maschinerie des Gehirns überlastet ist (Magazin Science 2003/Holden 2003).

Hirnforscher Menno Kruk, von der holländischen Uni Leiden, hat bei Laborversuchen mit Ratten eine Wechselwirkung nachgewiesen: Die Stresshormone, die Energiereserven mobilisieren sollen, wirken auch auf das Aggressionszentrum im Gehirn. Und wenn das Aggressionszentrum durch Gefühlsreize aktiviert wird, fließen wiederum auch mehr Stresshormone ins Blut.

Emotionen, die wir durch unser Bewusstsein wahrnehmen, sind chemische Kommunikationssignale aus dem Zellgeflüster, die erst „übersetzt" werden müssen, um gefühlt zu werden. Diese Wirkung ist wechselseitig, das heißt, unser Bewusstsein kann auch Emotionen erzeugen.

So kann der angemessene Einsatz unseres Bewusstseins auf unseren Organismus einwirken und entsprechende Informationen verteilen. Sind wir, und damit unser Bewusstsein, in Balance, werden entsprechende Informationen im menschlichen „Netz" verteilt. Wie sind aber die Informationen, welche unser Bewusstsein in den Organismus weitergibt, wenn wir aus dem Gleichgewicht sind? Interessant ist, dass gerade unsere Körperhaltung auf „Gefühlsinformationen" reagiert.

Wir leben sozusagen in dauerhafter Anspannung. Schnell sind wir Opfer unserer Gefühle, versuchen aber, andere und anderes für unser Befinden verantwortlich zu machen. Viele von uns leben in einem permanenten Stress der Gefühle, dessen Auswirkungen wir sehr gut, z.B. beim Verhalten im Straßenverkehr, sehen können. Viele Fahrer bekommen Stress und werden aggressiv, wenn ein anderer Fahrer mit seinem Auto langsam und ganz dicht vor ihnen herfährt! Wir brauchen aber kein Opfer zu sein, wenn wir nur bewusst unser Denken einsetzen. Wir denken auf mehreren Ebenen, die uns mehr oder weniger bewusst sind. Ein sehr „dynamisches Duo" sind unser Bewusstsein und unser Unter-Bewusstsein. In dem vorher genannten Beispiel von Boot und Steuermann wäre unser Bewusstsein die manuelle Steuerung, das Unter-Bewusstsein der Autopilot. Während der Autopilot die komplexen Handlungsabläufe der Schiffssteuerung durchführt, kann das Bewusstsein den Kaffee genießen oder auf eine Karte schauen. Bevor aber die komplexen Handlungsabläufe der Schiffssteuerung im Autopiloten abgespeichert sind und unbewusst durchgeführt werden können, müssen sie mit Bewusstsein erlernt werden. Erinnern Sie sich an Ihre erste Fahrstunde?

Aber nicht immer arbeiten Bewusstsein und Unterbewusstsein so harmonisch zusammen. Die von uns erlernten Verhaltensweisen und Überzeugungen sind in unserem Bewusstsein eingespeichert und entsprechen meist denen unserer Eltern, Lehrer und anderer Vorbilder. Zudem haben wir Selbstbeschränkungen in unserem Unterbewusstsein programmiert. Das, was auf unsere „Festplatte" programmiert bzw. dort abgespeichert ist, beeinflusst nicht nur unser Verhalten, sondern spielt auch eine wichtige Rolle für unsere Physiologie und Gesundheit.

Wie auch immer die Zellaktivitäten wissenschaftlich festgeschrieben werden, wir dürfen davon ausgehen, dass der Zellverband Mensch eine interne Kommunikation betreibt, in der geistige und emotionale

Zustände großen Einfluss haben. Darüber hinaus wirken externe Einflüsse von Gesellschaft, Technologie, Natur und Kosmos informativ auf den menschlichen Zellverbund ein. Interne und externe Zelleinflüsse bestimmen den Zustand unseres gesundheitlichen Befindens. Es sind nicht die gen-gesteuerten Hormone und Neurotransmitter, welche unseren Körper und unseren Verstand kontrollieren, sondern unser Glaube, unsere Überzeugungen kontrollieren unseren Körper, unser Denken und damit unser Leben. Die Erkenntnisse der Physik, der Epigenetik und der energetischen Psychologie bewirken einen Paradigmawechsel. Dieser Paradigmawechsel wird unsere Welt genauso verändern wie die Erkenntnis, dass die Erde keine Scheibe sondern eine Kugel ist. Wenn sich unser Denken verändert, beeinflusst das unsere Biologie. Jeder Einzelne von uns kann konstruktiv an sich und seinem Leben arbeiten. Wir müssen kein Opfer unserer Konditionierungen, Gedanken, Gefühle und unserer Biochemie sein. Wir können selbst Hand an das Ruder legen, welches die Richtung unserer Reise bestimmt.

„Eine Bevölkerung von Billionen von Individuen kann glücklich unter einem Dach zusammenleben. Eine solche Gemeinschaft gibt es: Es ist der gesunde menschliche Körper“ (Zitat Bruce Lipton).

Die Zellen unseres menschlichen Bootes nutzen also verschiedene Sprachen, können in unterschiedlichen Frequenzen schwingen, sowohl senden als auch empfangen. Dieses Zellgeflüster, bzw. dieser Tanz der Frequenzen, bestimmt und koordiniert alle Prozesse in unserem Organismus. Unser Körper ist von Lebensenergie durchströmt, welche wir durch unsere Lebensart entsprechend langsam oder schnell verbrauchen. Unser Denken, unsere Gefühle, unser Bewusstsein und unsere Handlungen sind mit die stärksten Kräfte, mit denen wir auf unser Zellgeflüster, auf unser energetisches Niveau und letztlich auf unser Befinden einwirken können.

In Bezug auf den dynamischen Wandlungsprozess des Lebens, kommen moderne Erkenntnisse aus den Wissenschaften sowie tausende Jahre altes Wissen aus den traditionellen Lehren aller Kulturen zu vergleichbaren Schlüssen. Mit den traditionellen Lehren, z.B. denen der alten Daoisten, stehen uns Konzepte und Methoden zur Verfügung, mit denen wir selbst etwas tun können. Es ist möglich, Körper, Geist und Seele (Himmel-Erde-Mensch) zu einer harmonischen Einheit zu entwickeln.

***„Deine Überzeugungen werden deine Gedanken,***
***Deine Gedanken werden deine Worte,***
***Deine Worte werden dein Handeln,***
***Dein Handeln wird zu deinen Gewohnheiten,***
***Deine Gewohnheiten werden zu deinen Werten,***
***Deine Werte werden zu deiner Bestimmung"***

***Mahatma Gandhi***

# Sender und Empfänger

Energie ist Schwingung, und Schwingung bzw. Frequenz transportiert Information. Der Mensch ist ein Energiewesen, welches unterschiedliche Aggregatzustände (Eis-Wasser-Dampf) in sich vereint. Er ist auf der feineren Schwingungsebene des Bewusstseins mit den anderen Wesen der Erde, der Natur und dem Kosmos informativ vernetzt.

Wie ein Sender und Empfänger steht er im Informationsaustausch mit allem. Welche Informationen generieren wir selbst, welche erhalten wir aus unserer Umwelt, auf welches Empfangen und Senden haben wir uns ausgerichtet? Die Universität Groningen/Niederlande führte eine Studie durch, in der die Forscher in Feldversuchen die Wirkung von Graffiti auf das Verhalten von Menschen nachwiesen. So verdoppelte sich z.B. die Zahl der Menschen, welche Diebstähle begingen oder Abfälle auf die Straße warfen. Andererseits führte ein regelmäßiger Meditationskongress in Chicago bei der Chicagoer Polizei zu der Erkenntnis, dass die Kriminalitätsrate um 20-40% abnahm. In unseren Körperzellen ist so einiges eingespeichert. Selbst unsere persönlichen Merkmale sind in den Zellen „archiviert". Studien mit Organtransplantations-Patienten in den USA belegen, dass eingespeicherte Zellinformationen, auch bezüglich der persönlichen

Merkmale des Spenders, mit auf den Empfänger übertragen wurden. Dieses Senden und Empfangen vollzieht sich größtenteils unbewusst und wir erkennen uns nicht als Auslöser für dessen Wirkungen. Eine Flut von Print- und elektronischen Medien, unsere Gewohnheit in der Auswahl der Inhalte, mit deren Interpretationen und Bewertungen, verstricken uns immer mehr in unbewusstes Senden und Empfangen. Neben dem Placebo-Effekt, welcher positiv, konstruktiv informiert, gibt es auch den Nocebo-Effekt, der destruktiv informiert. „Mensch, was siehst du heute schlecht aus" oder „diese Krankheit ist nicht behandelbar" sind Auslöser des Nocebo-Effekts. Homöopathie und Bioresonanz-Therapie z.B. arbeiten nach genau dem Prinzip von Schwingung, Information und Resonanz. Unsere Gesellschaft, unser Miteinander, unser Befinden sind Spiegelbild eines tiefgreifenden Informationsaustauschs zwischen Himmel, Erde und Mensch und jeder Einzelne nimmt daran bewusst und unbewusst teil. Werden wir uns dessen bewusst, erkennen wir unsere Verantwortung, aktiv „unser Senden" in Richtung Harmonie zu lenken, unser Empfangen bewusster werden zu lassen und destruktive „Informationen" nicht anzunehmen. Gelingt es uns sogar unsere Schwingungs-Frequenz zu verfeinern, wird uns der Austausch mit dem Feinstofflichen bewusster und wir können eine konstruktive Kommunikation zwischen Himmel-Erde-Mensch aufbauen.

Wir ziehen das materiell an, was wir geistig aussenden. Es gilt aber auch, dass wir nicht anziehen können, was wir nicht aussenden. Ist z.B. eine Person voller Ängste oder Hass, kann sie keine Liebe anziehen. Wir können nur das erfahren, womit wir in Resonanz, bzw. auf dessen Schwingungsebene wir sind.

Auf der Ebene der Quanten ist alles mit allem verbunden, was heißt, dass alles mit allem kommunizieren kann. Praktisch gelingt die Kommunikation nur, wenn die gleiche Wellenlänge besteht. Zum Beispiel: Theoretisch könnte man alle Radioprogramme hören, da alle Radioprogramme bzw. Radiowellen gleichzeitig im Raum vorhanden sind. Wirklich hören können wir aber nur Programme mit den Frequenzen, für die eine Empfangsmöglichkeit besteht. Ein Programm, das auf der Frequenz UKW 102 gesendet wird, kann nur auf dieser Wellenlänge gehört werden. Ähnlich ist es bei der menschlichen Kommunikation. Sie ist nur möglich, wenn man auf derselben oder ähnlichen Wellenlänge ist. Ist dies nicht der Fall, redet man aneinander vorbei.

Befinden wir uns in Disharmonie, Stress oder Ärger, so senden wir genau diese Frequenzen aus. Gemäß dem Gesetz der Resonanz ziehen wir nun unliebsame Ereignisse und Disharmonie in unser Leben. Destruktives Denken sendet entsprechend in unseren Organismus und unsere Umwelt und zieht destruktive Situationen und Personen an. Entscheidend ist, worauf wir unser Bewusstsein ausrichten, womit mein Bewusstsein in Resonanz treten will. Das aber entscheiden wir ausschließlich selbst.

Die menschliche Seele bekleidet sich mit Hüllen. Im Wesentlichen ist der Mensch eine Seele und die erste Hülle, in der die Seele eingeschlossen ist, wird „Kausalkörper" oder „Gedankenhülle" genannt. Dieser Körper hat die feinste Schwingungsfrequenz der menschlichen Hüllen. Der Kausalkörper setzt sich aus Ideen zusammen, die den energetischen Elementen des Astral- und den materiellen Elementen des physischen Körpers entsprechen. Somit ist der Kausalkörper eine Ideen-Matrize für den Astral- und den physischen Körper. Die zweite Hülle, welche die Seele umschließt, ist der „Astralkörper". Dieser feinstoffliche Körper besteht aus Licht und Qi/Energie, deren Kräfte den physischen Körper beleben. Dem Astralkörper werden Intelligenz, Ich-Bewusstsein, Gefühl, Sinnesbewusstsein, die ausführenden Kräfte bei Fortpflanzung, Ausscheidung, Sprache, Bewegung sowie die Instrumente der Lebenskraft zugeordnet, welche die Aufgaben der Blutzirkulation, des Metabolismus, der Assimilation, Kristallisation und Elimination ausführen. Die dichteste, am langsamsten schwingende Hülle der Seele stellt der physische Körper mit Knochen, Sehnen, Muskeln, Nerven und Organen dar.

Alle Körper schwingen in unterschiedlichen Frequenzen, die mehr oder weniger harmonisch aufeinander abgestimmt sind. In der Regel ist der Mensch sich seiner Seele nicht bewusst. Er identifiziert sich eher mit den groben Schwingungsfrequenzen der materiellen Erscheinungen.

# Hindernisse

Damit wir als Steuermann mit unserem Boot auf der Reise unseres Lebens nicht kentern, sondern einen Kurs, eine Richtung, einschlagen können sowie diesen auch bei schlechtem Wetter halten können, sollten wir die Mängel unseres Bootes und des Steuermannes erkennen und beseitigen. Wir sollten Hindernisse im Körper erkennen und, soweit wir das können, beseitigen.

Während westliche Menschen ihren Körper oft erst dann spüren, wenn er krank ist oder schmerzt, war die grundsätzliche Einstellung aller Völker zum Leben, die einst mit der Natur im Einklang lebten, gar nicht erst krank zu werden. Der traditionelle chinesische Arzt z.B. wurde in der Regel für die Behandlung erkrankter Menschen nicht bezahlt. Seine Patienten kamen aber regelmäßig zu ihm, um sich vorbeugend behandeln und beraten zu lassen. Gesundheit zu bewahren bedeutete, stets die „richtigen" Dinge zu tun, die „richtige" Nahrung zu sich zu nehmen, die „richtige" Übung zu praktizieren und stets „richtig" zu denken und zu handeln. Es galt, die richtige Haltung von Körper und Geist als Fundament für die eigene Weiterentwicklung zu pflegen. Von größter Bedeutung war der richtige Umgang mit der Lebensenergie, bzw. Lebenskraft, dem kostbarsten Gut, welches wir Menschen besitzen. Das Wissen um die „richtige" Lebensweise ging im Westen nicht zuletzt mit dem technologischen Fortschritt verloren. Heute greift die technologische Entwicklung in alle Lebensbereiche ein und längst haben wir die Fähigkeit, harmonisch mit der Natur zu interagieren, verloren. Das Resultat davon ist, dass wir, die Natur und alle unsere Lebensbereiche immer mehr aus dem Gleichgewicht kommen. Wir Menschen leiden unter einer Vielzahl von Beschwerden. Schmerzen im Halte-Stütz-Apparat, wie z.B. Schulter-Nacken-Verspannungen, Wirbelsäulen-Syndrome und Knochen- und Gelenkschmerzen, organische Funktionsstörungen, chronische Müdigkeit, Konzentrationsstörungen, Nervosität, Verdauungsstörungen, depressive Verstimmungen, emotionale Disbalancen, die Liste unserer „Baustellen" ist scheinbar endlos. Die westliche Medizin hat eine Vielzahl von Therapien entwickelt, die auf die Behandlung der verschiedenen Symptome abzielen. Ursachen und Mechanismen welche hinter den Symptomen wirken, werden eher vernachlässigt. Die Gesundung eines Kranken reduziert sich in der Regel auf die Einnahme von Pillen oder Tropfen. Sind wir erst einmal erkrankt oder stellen gesundheitliche Störungen fest, delegieren wir die Verantwortung an einen Arzt oder Therapeuten, wir haben eine Konsumhaltung in Bezug auf unsere gesundheitliche Behandlung entwickelt. Die Aussage: „Ich möchte gesund werden, nun machen Sie mal" zeigt, wie wir von anderen erwarten, unsere, durch unser eigenes Fehlverhalten entstandene, gesundheitliche Disbalance auszugleichen. Zwar wird Eigenverantwortung und Vorsorge sogar von den Krankenkassen gefördert, dennoch ist diese Eigenverantwortung nicht wirklich im Bewusstsein der meisten Menschen angekommen. Das Verhalten und die Einstellung von uns in Bezug auf Gesundheit und medizinische Betreuung sind maßgeblich an der aktuellen Situation des Gesundheitswesens beteiligt. Arzt und Patient müssen zusammenarbeiten. Der Arzt oder Therapeut hilft, unser Fahrzeug bei einer Panne z.B. anzuschieben und gibt Richtung und Tipps, wie wir mithelfen können, Gesundheit wiederherzustellen und Krankheit zu vermeiden. Meist aber pflegen und versorgen wir unser Auto besser als uns selbst. Nur ein Bewusstwerden wird unsere Verantwortung für unser Denken und Handeln ins rechte Lot setzen.

Sehr langsam etabliert sich eine ganzheitliche Medizin, die alle Lebensaspekte mit einbezieht.

Die Erhaltung von Gesundheit und Vitalität obliegt zuerst uns selbst. Die Art, wie ein Fahrer mit seinem Gefährt umgeht, entscheidet letztlich wie das Gefährt funktioniert und welche Lebensdauer es hat. Dabei geht es nicht nur um die Pflege des Fahrzeuges. Was nutzt mir ein Fahrzeug im Top-Zustand, wenn ich mich als Fahrer mit meiner Einstellung zum Verkehr und zu den anderen Verkehrsteilnehmern aufreibe und womöglich einen Herzinfarkt bekomme?

Um aber Selbstverantwortung für meine Gesundheit zu übernehmen, brauche ich Bewusstsein und Wissen. Das Wissen über Ursachen, Wirkmechanismen, über Zusammenhänge und Auslöser hilft mir das Richtige zu tun und Falsches zu vermeiden.

# Unsere Haltung

„Bauch rein – Brust raus" bringt die grundsätzliche Fehlhaltung, besonders westlicher Menschen, auf den Punkt. Die Auswirkungen dieser Haltung spüren wir nicht nur in unserem Körper, sie legt zudem eine falsche innere Haltung nahe und fixiert diese. Wie hinderlich eine falsche innere Haltung sein kann, erkennen wir z.B. an der drastischen Zunahme der Nachbarschaftsstreitigkeiten, um letztlich Kleinigkeiten. Respekt, Toleranz, Freundlichkeit und Höflichkeit sind für ein funktionierendes Miteinander unabdingbar und gedeihen nur bei Menschen mit einer Haltung, die dem Aufbau der natürlichen Ordnung entspricht. Die im oberen Raum des Körpers (Kopf + Brust) bestehenden Kräfte, können nur auf einer tieferen Basis (Bauch) gedeihen, in Maß gehalten und gesteuert werden. Der Schwerpunkt eines Bootes muss unten liegen, sonst kentert es. Alle Bauteile des Schiffsrumpfes müssen passend ineinander greifen.

# Die verlorene Mitte

Wir nehmen meist eine falsche, unserem Wohlbefinden abträgliche Haltung ein. Bauch rein – Brust raus, Knie und Hüften durchgedrückt, ist eine weit verbreitete Standardhaltung. Stehen Sie so in einem Ruderboot, verlieren Sie bei der kleinsten Schwankung des Bootes Ihr Gleichgewicht. Haben Sie einen Stehplatz in Bus oder Bahn, werden Sie mit einer solchen Haltung, wie im Boot, beim Anfahren, Bremsen oder Kurve-Fahren Ihr Gleichgewicht verlieren.

Stehen wir mit durchgedrückten Knien und Hüften, entsteht eine Spannung in der Lendenwirbelgegend. Dabei den Unterbauch zu entspannen ist fast nicht möglich. Energie und Blut werden so eher in den Oberkörper gedrückt. Unser Körperschwerpunkt verlagert sich nach oben, wir verlieren so unsere Mitte.

Im Kopf, als Erlebnisraum für Gedanken, sowie im Brustkorb, als Erlebnisraum für Emotionen, entsteht eine energetische Fülle. Unser Körperschwerpunkt verlagert sich so nach oben und unsere eigentliche Mitte wird abgeschnürt. Die Folgen sind u.a. Konzentrationsmangel, Spannungsschmerzen oder Herz-Kreislauf-Störungen. Zudem kann die Atmung nicht tief genug durchgeführt werden. Bei der Haltung mit durchgedrückten Beinen stehen wir auf unseren Knochen. Einerseits verschleißen so unsere Gelenke schneller, da sich, besonders bei Becken- und Hüftfehlstellung, die Druckbelastung der Gelenke verlagert. Andererseits degenerieren die Muskeln von Beinen, Hüfte und Becken. Probieren Sie es selbst aus: Stehen Sie aufrecht mit durchgedrückten Beinen und fühlen in die Lendenwirbelregion und in den Unterbauch. Lösen Sie dann langsam die Knie- und Hüftstreckung und beobachten Sie, was in Lendenwirbel und Unterbauch passiert. Sicher merken Sie, wie die genannten Bereiche sich lösen, die Belastung der Beine zunimmt und der Körperschwerpunkt nach unten sinkt. Ihre Haltung verwurzelt so besser in die Erde.

Stehen Sie verwurzelt, werden Sie weder im Boot, noch in Bus oder Bahn aus dem Gleichgewicht geraten, sondern sich mit gelösten Knien und Hüften den Standanforderungen anpassen können. Unsere Mitte, d.h. der Unterbauch, wird durch eine solche Korrektur mehr Raum für unseren Köperschwerpunkt haben. Bei Vögeln z.B. fanden Forscher einen zweiten Gleichgewichtssinn in den Hüften. So fallen sie, auch wenn sie schlafen, nicht von der Stange.

Die chinesischen Ärzte sagen, dass das körperliche Altern in den Beinen beginnt. Daher empfehlen sie Übungen, welche bei korrigierter Hüft- und Kniehaltung die Beine kräftigen.

## Geist und Bewusstsein

Unser Weltbild entscheidet, was und wie wir denken. Wie wir uns, unseren Körper, unsere Situation und unser Leben wahrnehmen, wird durch anerzogene und angewöhnte Denk- und Verhaltungsmuster bestimmt. Himmel oder Hölle schaffen wir uns selbst. Selbstgefällig glauben wir, es richtig zu machen und Recht zu haben. Unsere Geistesklarheit bestimmt unser Bewusstsein, das heißt, wessen wir uns bewusst sind. Neben der bewussten, manuellen Steuerung unseres Bootes, gibt es auch eine unbewusste Steuerung. Einen Autopiloten, der automatisch eingeübte, antrainierte Aktionen und Reaktionen ausführt. Der Großteil unseres Verhaltens wird über den Autopiloten gesteuert. Um unbewusste Verhaltensmuster zu ändern, müssen sie bewusst gemacht werden und dann bewusst so verändert werden, dass es unseren Vorstellungen entspricht. „Die nächste Revolution muss eine geistige sein, sonst wiederholt sich die Geschichte", so Mahatma Gandhi. Diese Aussage bezieht sich nicht nur auf die Probleme einer Gesellschaft, sondern ist auch im Kleinen, bei unserem Alltagsverhalten mit seinen Problemen, Sorgen, Ängsten und Hoffnungen, gültig. Der Geist und das Bewusstsein des Steuermannes entscheiden darüber, wie er mit seinem Boot umgeht und wie er das Boot nutzt, ob er als Schmuggler, Freibeuter, Entdecker, Händler oder Botschafter die Weltmeere durchkreuzt. Vielleicht ist er auch auf Irrfahrt. Der Zustand von Geist und Bewusstsein des Steuermannes entscheidet darüber, ob sein Schiff ein Seelenverkäufer, ein Geisterschiff, Vergnügungsdampfer, Transportschiff, ein Pilger- oder Forschungsschiff oder was auch immer für ein Schiff ist. Wie auch immer, der Steuermann muss die Funktionen und Kontrolle des Schiffes beherrschen. Er muss das Boot seetüchtig halten. Je besser er sein Schiff kennt und beherrscht, bzw. mit ihm zusammen arbeitet, desto besser kann er die Welt „da draußen" kennen lernen und verstehen.

Von Natur aus sind Boot und Steuermann so ausgerüstet und konditioniert, dass sie nur zusammen richtig funktionieren. Die Kommando- und Steuerungsmechanismen unseres Bootes sind jedoch völlig überlastet. Die natürliche Balance zwischen Aktion und Ruhe ist gestört. Die Meldenetze sind überreizt: Zu viele Signale kommen von außen, die von innen können gar nicht mehr richtig wahrgenommen werden. Die moderne Welt ist eine ultraschnelle Informationswelt geworden. Es ist so, als wenn das Wetter auf See Kapriolen schlägt und Wind und Wellen Chaos bei Boot und Steuermann entstehen lassen. Da brauchen wir nicht zu klagen. Zu bereitwillig überreizen wir uns mit allem, was die Spaßgesellschaft zu brauchen glaubt.

Hängt der Steuermann nur in seiner Kammer ′rum, trinkt Rum und vernachlässigt sein Boot, erkennt er nicht mehr, dass er eigentlich auch Kapitän ist.

Die größten Hindernisse des Steuermannes sind seine Denkgewohnheiten, Überzeugungen, Konditionierungen und Sozialisierungen, wenn sie nicht hinterfragt, erkannt und auf die eigentlichen Ziele und Notwendigkeiten ausgerichtet werden. Der junge Seemann muss üben, lernen und erfahren und zu eigenen Überzeugungen kommen, der alte Seemann muss seine überprüfen. Beide sollten sich nicht scheuen loszulassen, um neue Erfahrungen zu Erkenntnissen werden zu lassen. Wie Struktur und Verarbeitung des Bootes nicht zu starr sein dürfen, sondern beweglich bleiben müssen, damit das Boot nicht bricht, muss auch der Steuermann beweglich und offen sein. Nur so kann sein Geist lernen, und mit verbessertem Bewusstsein verläuft seine Reise entsprechend. So erkennt er vielleicht, dass er auch Kapitän ist und ... dass er einen Passagier hat.

# Etwas zum Energiewesen Mensch

Einen Großteil unserer Hindernisse, die unsere Reise, unser Leben, negativ beeinflussen, finden wir also in unserer Fehlhaltung. Körper, Geist und Seele sind ein in sich vernetztes Gefüge, in dem sich diese drei Komponenten gegenseitig beeinflussen. Körperliche Fehlhaltungen haben Auswirkungen auf das Funktionieren unseres Organismus und unsere Leistungsfähigkeit. Ein Großteil unserer körperlichen Fehlhaltung resultiert aus einer geistigen Fehlhaltung. Mit einer „Bauch-rein-Brust-raus-Mentalität" kommen wir immer mehr aus dem körperlichen, mentalen und emotionalen Gleichgewicht, da unser Schwerpunkt nicht mehr unten im Bauch ist, sondern in Brust und Kopf. Bei allen grobstofflichen, materiellen Aspekten unseres Körpers dürfen wir die energetischen Aspekte nicht übersehen. Der Mensch ist vor allem ein energetisches, geistiges Wesen. So wie wir unsere körperlichen Arbeitsabteilungen in Form von Organen, verschiedenen Versorgungs- und Entsorgungssystemen, Hirn- und Nervensystem funktionstüchtig halten müssen, sollten wir unser energetisches System mit seinen Arbeitsabteilungen verstehen und in Balance halten. Die Klarheit unserer Gedanken, unserer Erkenntnis und unseres Bewusstseins sowie der reibungslose Ablauf unserer körperlichen und geistigen Funktionen, sind von einem ausbalancierten Energiesystem abhängig. Dass der Mensch Energieleitbahnen und Energiezentren besitzt, welche den Körper durchziehen, kennen wir aus der Traditionellen Chinesischen Medizin und dies wird auch wissenschaftlich immer mehr erkannt. Jegliche Fehlhaltung und daraus resultierende Muskelverspannungen beeinträchtigen das Fließen unserer Lebensenergie und unsere Energiezentren sind zu voll oder zu leer.

Der Energiekörper des Menschen ist genauso komplex wie unser materieller Organismus und interagiert mit Körper, Geist und Seele. So wie Wasser in verschiedene Verdichtungszustände versetzt werden kann (Eis + Dampf), so hat auch unsere Lebensenergie unterschiedliche Verdichtungen, auf die wir bewusst Einfluss nehmen können.

Obwohl wir eine Vielzahl von energetischen Zentren besitzen, sind es vor allem drei Energiezentren, auf die wir einwirken können: An der Stirn zwischen den Augenbrauen, an der Brust zwischen den Brustwarzen und im Unterbauch. Jedes dieser Zentren besitzt unterschiedliche energetische Qualitäten und Aufgaben. Die Eigenschaft der Energie des Stirnzentrums entspricht der geistigen, psychischen Aktivität. Aus der Energie unseres Herzzentrums entstehen unsere Wünsche, Begierden, unser Mitgefühl und unsere Liebe. Das Fundament von Stirn- und Herzzentrum aber ist unser Unterbauchzentrum. Hier findet die Kontrolle statt, welche Kopf und Herz, bzw. deren energetische Balance, im rechten Maß hält. Mit Bauch rein und Brust raus schneiden wir uns von der energetischen Basis ab. Kopf und Herz spielen dann miteinander Pingpong. Wir sind oben voll und unten leer. Um die Störungen von Boot und Steuermann wirklich zu verstehen und entsprechend zu korrigieren, kommen wir nicht umhin, ganzheitlich nach den Ursachen zu forschen. Dabei müssen wir die energetischen Aspekte von Boot und Steuermann mit einbeziehen. Ohne Energie keine Leistung, eine energetische Disbalance behindert maßgeblich Boot und Steuermann.

## Gefühle

In der Fundamenta Medicinae schrieb Friedrich Hoffmann bereits 1695: „Ungezügelte Gefühle stören die Mischung aus dem Blut und den Hauptsäften des Körpers, führen zu einer unausgeglichenen Gemütsverfassung, Hindernissen und Missverhältnissen und können so Krankheiten hervorrufen. Kein Umstand verkürzt das Leben bzw. verstärkt Leiden mehr als verzerrte Gefühle.“ Im Laufe eines Tages erleben wir wechselnde Gefühle und Gemütsregungen und diese sind nicht immer angenehm. Unsere Gefühle und Emotionen haben eine große Wirkung auf unseren Organismus. Sie beeinflussen unsere Zellkommunikation, unsere körperliche und geistige Haltung und entscheiden über die Quantität und Qualität unserer Lebensenergie und ihres freien Fließens.

Auch Gefühle und Emotionen lassen sich in konstruktive und destruktive Aspekte einteilen. Liebe und Hass, Freude und Kummer, Beschwingtheit und Depression, Angst und Zuversicht, Zorn und Vergebung, Ruhelosigkeit und Harmonie, Neid und Großzügigkeit sind die Partner in einem Ping-Pong-Spiel, dem wir scheinbar hilflos ausgeliefert sind. Disharmonische Gefühle interagieren mit den Energieleitbahnen und -zentren. Die Traditionelle Chinesische Medizin erklärt in ihrem Konzept der 5 Wandlungsphasen diesen Wirkmechanismus im Energieleitbahnennetzwerk nicht nur in Bezug auf unsere Gefühle und Emotionen.

### Äußere Hindernisse

Das Funktionieren von Boot und Steuermann wird auch von außen gestört. Die Qualität der Rohstoffe, mit denen ich mein Schiff am Laufen halte, ist entscheidend. Schlechte Atemluft, Nahrung, Wasser, Mangel an Vitalstoffen, Umweltgifte, Strahlenbelastungen wie z.B. Elektrosmog, Funkwellen, ja ein ganzer Strahlensalat, dem wir ausgesetzt sind, behindern stark das optimale Funktionieren und Zusammenspiel von Boot und Steuermann.

Kaum beachtet wird z.B. die sogenannte Lichtverschmutzung. Zwei Drittel der Weltbevölkerung lebt bereits unter einem künstlich aufgehellten Nachthimmel. Der Gezeitenwechsel von Tag und Nacht prägt seit Milliarden von Jahren alle Lebensprozesse.

Wird der normale Rhythmus von Hell und Dunkel dauerhaft gestört, kommt es zu ökologischen Wackelkontakten. Die Folgen sind flächendeckend und wirken sich nicht nur auf Flora und Fauna aus.

Auch Menschen nehmen bei permanentem nächtlichen Lichtsmog messbaren Schaden an Leib und Seele. Humanmediziner haben herausgefunden, dass massiver Nachtmangel unter anderem zu Einschlafstörungen, Stoffwechselbeschwerden, Immunschwäche, depressiven Verstimmungen und Irritationen im Hormonhaushalt führen kann (mehr unter www.darksky.org).

## Unsere Nahrung sei unsere Medizin

Verstehen wir den Menschen als ganzheitliches Wesen, welches nicht nur physischer Natur ist, sondern auch mit den geistigen, emotionalen und energetischen Ebenen wirkt, erkennen wir, dass die Nahrung nicht nur auf Kohlenhydrate, Proteine, Mineralien und Vitamine reduziert werden kann. Unsere heutige Nahrung ist in der Regel durch industrielle Herstellungs- und Verarbeitungsverfahren derart denaturiert, dass man nicht mehr von Lebensmitteln sprechen kann. Landwirtschaftliche Monokulturen, genmanipulierte Pflanzen und Früchte und der Einsatz von Insektiziden haben die biologische Wertigkeit stark beeinflusst. Die Fleischindustrie mit all ihren Aspekten ist derart barbarisch, dass wir lieber die Auseinandersetzung damit verdrängen. Aber der Mensch ist, was er isst. Seine Ernährung und seine Einstellung zu ihr ist derart aus dem Gleichgewicht geraten, dass er trotz Übergewicht mangelernährt ist. Schon müssen wir zusätzlich Vitalstoffe zu uns nehmen. Mit ein wenig Bewusstsein und Wissen können wir am eigenen Herd einiges tun, um Boot und Steuermann optimal zu versorgen. Dabei ist auch die energetische Wertigkeit zu beachten. Haltbar gemachte Lebensmittel, wie Konserven oder Tiefkühlkost, beinhalten zwar noch Vitalstoffe, energetisch betrachtet sind sie jedoch totes Essen. Doch nicht nur unser Magen braucht Nahrung, auch Geist, Gefühle und unsere Seele dürsten nach Nahrung. Richtiges Essen verbessert die Physis und bildet damit auch die Grundlage für das Befinden.

Das Essen an Bord eines Schiffes ist ein sehr wichtiger Aspekt, welcher maßgeblich auf die Stimmung der Mannschaft einwirkt. Wählt der Koch schlechte Qualität, einseitige Zutaten und bereitet die Nahrungsmittel falsch zu, wird die Leistungsfähigkeit der Mannschaft entsprechend sein. Erschwerend kommen die Essgewohnheiten der Mannschaft hinzu. Entweder nimmt man sich keine Zeit zum Essen oder schlemmt über den eigentlichen Nahrungsbedarf hinaus. Die Oberflächlichkeit beim Essen führt dazu, dass man seine Nahrung gar nicht richtig kaut und somit nicht richtig vorverdauen kann. Der moderne Mensch mit seinem Bewegungsmangel und dem daraus resultierenden gestörten Stoffwechsel ernährt sich oft zu einseitig, z.B. mit viel zu viel Salz und Zucker, Fetten und Kohlenhydraten. Der Organismus verschlackt, zu viele Giftstoffe lagern sich im Gewebe ein. Boot und Steuermann funktionieren nicht mehr optimal. Damit der Zellverband Mensch richtig interagiert und funktioniert, braucht er jedoch nicht nur Nährstoffe aus fester Nahrung, er braucht unbedingt entsprechend viel Wasser (nicht Limo, Bier oder Wein). Nur mit ausreichend Wasser laufen die biologischen Abläufe in unserem Körper konstruktiv ab. Zu wenig Wasseraufnahme führt dazu, dass Abfallstoffe nicht richtig heraus gespült und Nährstoffe nicht optimal zugeführt werden.

Auch für die energetische Situation ist eine ausreichende Sättigung mit Wasser als Leitmedium von enormer Bedeutung.

## Künstliche Strahlungsfelder

Künstliche Strahlungsfelder begleiten unser modernes Leben auf Schritt und Tritt. Jedes elektrische Gerät erzeugt ein künstliches Strahlungsfeld (elektromagnetisches Feld) und ebenso jedes Elektrokabel und jeder Schalter.

Die künstlichen Felder haben Auswirkungen auf unsere Zellbiologie und auf deren Kommunikation. Sie wirken auf Membranen, Nerven, Enzyme und Hormone.

Auf unseren Körper einwirkende Felder können dessen Funktionen empfindlich stören. Strahlungseinflüsse haben letztlich negative

Einflüsse auf den gesamten Organismus. Sie stören z.B. unseren Schlaf, unseren Gemütszustand, die Pulsrate, den Blutdruck, unsere Reaktionszeit, unser Verhalten und unsere Leistungsfähigkeit, unsere Nervenfunktionen, unseren Biorhythmus sowie unseren Hormonhaushalt und das Immunsystem.

Das Ausmaß der gesundheitlichen Folgen ist nicht bekannt, liegt aber sicher höher, als wir wahrhaben wollen.

# Die Alchemie der Balance

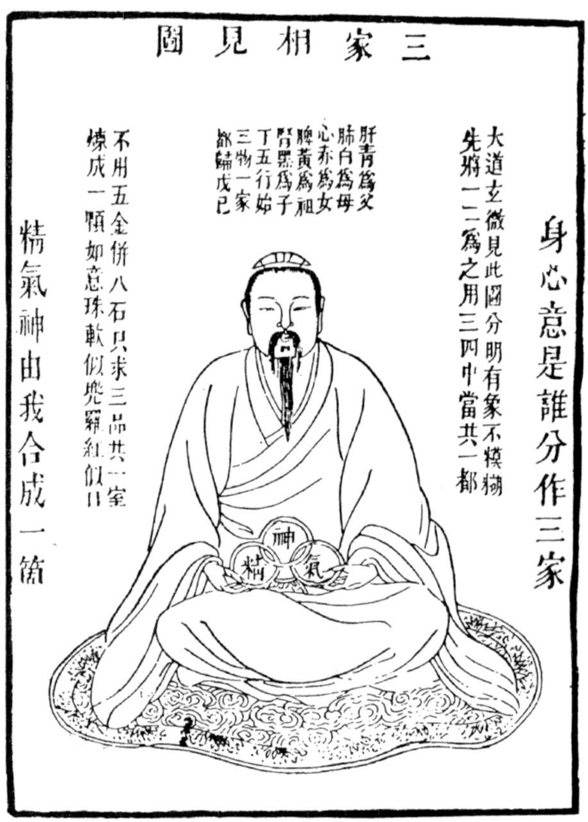


*Abb. 2*
*Der chinesische Alchimist bewahrt und kultiviert die drei inneren Schätze Jing (Geschlechtskraft), Qi (Lebenskraft) und Shen (geistig-psychische Kraft).*

# Wuji – Der Urgrund

Verstehen und akzeptieren wir, dass der Mensch ein Energiewesen ist und in unterschiedlichen Energie-Aggregatzuständen gleichzeitig lebt und wirkt, stellt sich für den Alchemisten die Frage nach dem Urgrund des Daseins. Nicht nur nach dem Urgrund des biologischen Lebens, sondern ganz allgemein danach, woraus alles, der Kosmos, die Galaxien, Sterne, Planeten und Organismen entstehen konnten, wie alles zusammenwirkt und worin alles ruht. Unsere materielle Wirklichkeit ist in noch feinere feinstofflichere Wirklichkeiten eingebettet, bis zur feinsten, „leersten", alles umfassenden und durchdringenden Wirklichkeit.

Das Nichts, das Unendliche, die reine Potenzialität, wo noch keine voneinander unterscheidbaren Objekte bestehen, gilt bei den Dao-Meistern als Urgrund aller Erscheinungen des Kosmos. Dieser Urgrund, aus dem heraus alles entstanden ist und zu dem auch alles wieder zurückkehrt, nannten sie „Wuji". Dieses Ur-Eine ist für uns praktisch erfahrbar. Wenn unser Denken und unsere Gefühle ruhig bzw. leer werden, können wir in der Stille der Meditation Wuji erfahren und im Wuji ruhen.

Unser materialistisches Weltbild macht uns glauben, dass da zunächst Materie bestand, aus der sich biologisch-energetisches Leben entwickelte und sich getreu der Evolutionstheorie bis zum menschlichen Dasein entfaltete. Die Erde auf der wir leben ist Teil unseres Sonnensystems. Dieses wiederum ist Teil unserer Galaxie, diese ist wiederum Teil unseres Universums. Leben spielt sich auf allen Ebenen ab, vom Mikrokosmos bis zum Makrokosmos. Unter Mikrokosmos verstehen wir die Welt, die sich uns unter dem Mikroskop eröffnet. Die Welt der Quanten, Atome, Zellen und Bakterien entspricht dem Mikrokosmos, eben der Welt des winzig Kleinen. Der Makrokosmos bezieht sich auf das Weltall. Ohne technische oder mathematische Hilfsmittel kann der Mensch diese Bereiche nicht erkunden. Seit langem entwickeln Wissenschaftler, Philosophen und Theologen Theorien über die Struktur und den Aufbau des Mikro-Makrokosmos.

Der Mesokosmos ist die Welt, die wir Lebewesen auf der Erde mit unseren Sinnen wahrnehmen können und stellt einen fließenden

Übergang vom Mikro- zum Makrokosmos dar. Den Mesokosmos konnten die Menschen im Laufe der Zeit gut erforschen. In allen Kulturen wurde die Wissenschaft der Naturbeobachtung gepflegt und versucht, die Gesetze des Lebens zu verstehen. Unterschiedliche Theorien entstanden und führten mit dem Zeitalter der Aufklärung, zumindest in unserem Kulturkreis, zu einem materialistischen Weltbild, wonach Geist und Bewusstsein aus Materie entstanden. Alte vedische und daoistische Theorien, wie auch aktuelle wissenschaftliche Erkenntnisse, widersprechen jedoch dem bestehenden Weltbild des Materialismus.

Erinnern wir uns daran, dass alle Materie letztlich Energie, Schwingung, Frequenz und informationstragend ist, können wir uns dem Weltbild nähern, welches hinter der alchemistischen Idee von Umwandlung, Verfeinerung, Veredelung und Unsterblichkeit steht.

## Evolution oder Involution?

Sind Materie oder Geist und Bewusstsein der Ursprung, der Urgrund? Sind wir Lebewesen auf der Erde ein Produkt der Materie? Sind wir ein evoliertes Tier? Diese Fragen werden von der gültigen Naturwissenschaft bejaht und man bezieht sich dabei auf die Evolutionstheorie. Der steht die Theorie der Involution gegenüber, die besagt, dass physikalische Materie die letzte Verdichtungsstufe innerhalb der verschachtelten, vernetzten Dimensionen des Kosmos ist. Der Involutionstheorie zufolge ist der Ursprung, der Urgrund des Daseins, das allumfassende „Eine-Bewusstsein" und der „All-Eine Geist". Die Involutionstheorie geht zurück auf den Kern der alten Mysterienschulen und wird in vielem von aktuellen Erkenntnissen, z.B. aus der Physik, Quantenphysik, Genetik und Biophotonenforschung, bestätigt. Die Mystiker und auch die Alchemisten haben die Involutionsidee als Grundlage ihres Weltbildes.

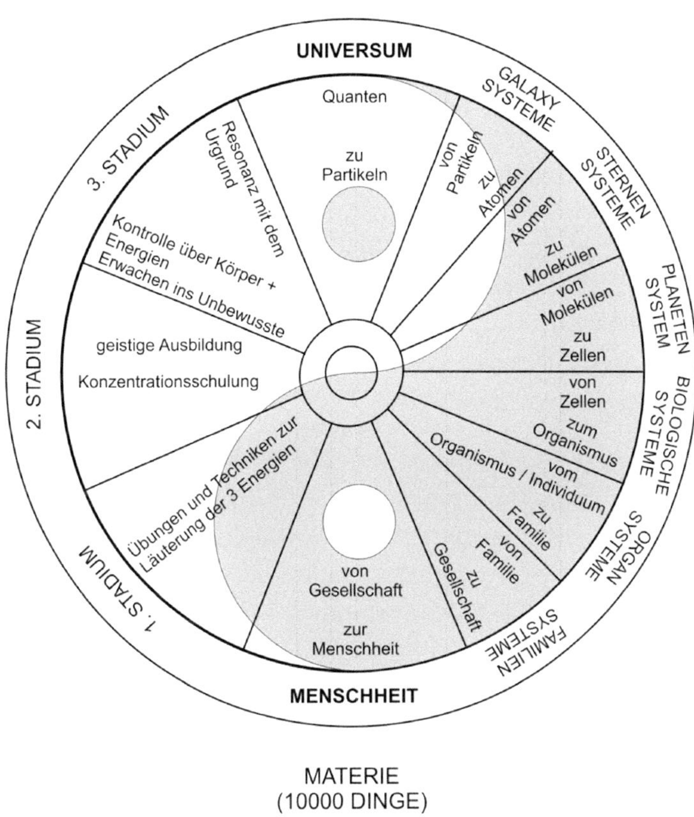


*Abb. 3*
*In der Darstellung erkennen Sie die Involution in die Verdichtung der Materie rechts sowie die mögliche Entwicklung des Menschen zum Feinstofflichen hin. Diese verläuft in drei Stadien und entspricht den Entwicklungsstufen im Qigong.*

Vereinfacht gesagt geht es um Materie, Energie und Geist. Die Dao-Meister gehen davon aus, dass auf der menschlichen wie auf der kosmischen Ebene Materie dem Geist gegenüber steht. Die Energie (Qi) sei das verbindende Element, welches Materie und Geist in Beziehung bringt. Der Mensch als unsterbliches kosmisches Wesen (Energiewesen), wird sich demnach von fein nach grob, von leer, flüchtig, zu stofflich „involutioniert“ haben. Er ist aus den Höhen des Himmels herabgestiegen, lebt im physischen Körper mit seinen Erfahrungen und Bindungen. Gleichzeitig ist er ein Energiekörper, der in diesem anderen Aggregatzustand auch andere Wahrnehmungsmöglichkeiten hat. Zusätzlich ist er ein Geist- und Bewusstseinswesen mit noch anderen Wahrnehmungsebenen.

Entsprechend der Idee der Involution gingen auch die Mystiker von einem alles umfassenden Geist aus, der Ursprung, Schöpfer aller Erscheinungen, also Urgrund von allem ist.

## Dao

Wie weiter vorne schon angesprochen, künden alle Religionen, Philosophien, Weisheitslehren und esoterischen Traditionen von einem Weg heraus aus der trennenden Polarisierung hin zur Einheit und dem Verständnis, dass alles zusammen wirkt und so ein Ganzes ergibt. Was „Dao“ letztlich wirklich ist, lässt sich mit unserem Intellekt nicht fassen und es lässt sich in unsere Sprache nicht übersetzen.

***„Das Dao, das enthüllt werden kann, ist nicht das ewige Dao“.***

***(Laozi)***

Das Dao ist jedenfalls ein alles umfassendes, einendes Prinzip, der Weg zur Ganzheit und All-Einheit. Aus dem allumfassenden Einen entsteht die Zwei (Yin + Yang), aus der Zwei die Drei (das Zusammenwirken und Wandeln von Yin + Yang). Daraus entstehen die zehntausend Dinge in immerwährendem Wandel. Die alten Meister Chinas beobachteten diesen alles umfassenden Wandel, erkannten Regeln und Mechanismen. Wie dem Wandel begegnet werden kann und eine Harmonie von Himmel-Erde-Mensch erreicht und erhalten werden kann, legten sie in dem Buch der Wandlungen, dem „Yi Jing“ (Zeit der Zhou-Dynastie ca. 1045 - 770 v.Chr.) schriftlich nieder. Sie beobachteten die Gestirne und Gezeiten, Pflanzen und Tiere und die

Gesetzmäßigkeiten der Naturereignisse. Zudem erkannten sie regelmäßig wiederkehrende Beziehungsmuster in Familie und Gesellschaft, in Politik und Handel, in der Kriegsführung und in den menschlichen Dramen von Liebe, Ehrgeiz, Konflikt und Ehre.

Um also zur Einheit zu gelangen, müssen wir den Weg zurück zu ihr gehen. Das bedeutet, die Aktionen, Reaktionen und Interaktionen, sprich Auswirkungen von Yin + Yang, zu erfahren, zu verstehen und anzuwenden, um schließlich nach einem Erkenntnisprozess in das All-einende Prinzip zurückzufinden.

Der Grund für die große Bedeutung, die die chinesischen Denker dem Dao beimessen, ist ihre Erkenntnis, dass das Dao für den Menschen der einzige, vernünftig gangbare und harmonische Weg zu sein scheint, der seiner Natur und der Natur der kosmischen Kräfte entspricht.

Wer dem Dao folgt, folgt dem Leben und befindet sich im Zustand der Gnade. Die chinesischen Denker vergleichen das Verhalten des Dao mit dem Verhalten des Wassers, welches immer seinem Wesen treu bleibt. Unablässig fließt es, jeden Widerstand überwindend und jede Ecke ausfüllend.

Alle Kulturen entwickelten Techniken, Methoden und Übungen, um diese Bereiche der Natur, des Kosmos und der Lebewesen aufeinander abzustimmen. In China sind diese Methoden unter dem Begriff „Qigong“, in Indien unter „Yoga“ zusammengefasst. Die chinesischen alchemistischen Methoden folgen ausschließlich der Idee des Dao und des Prinzips von Yin + Yang. Mit Hilfe von körperlichen und geistigen Übungen der Energie-Arbeit, wird die Verbindung von Körper und Geist (Boot und Steuermann) hergestellt. Der Körper soll kräftig und geschmeidig, entspannt sowie für Energie offen und durchlässig sein. Die Energiezentren, die den Ebenen Himmel-Erde-Mensch entsprechen, sollen gefüllt und aufeinander abgestimmt sein. In Bezug auf Geist differenzieren die Dao-Meister zwischen ursprünglichem Geist und erworbenem Geist. Erworben sind hier z.B. geistige Einstellungen, Konditionierungen und Denkmuster, die eine rege Interpretations- und Bewertungsaktivität haben, was man ruhig geschwätzig nennen kann. Legt sich diese Geschwätzigkeit des erworbenen Geistes, wird der Blick auf den ursprünglichen Geist frei. Das Konzept der Inneren Alchemie gibt die Gebrauchsanweisung für die Verbindung von Materie und Geist, wobei letztlich durch Veredelung von Energie feinere Schwingungen und Frequenzen geschaffen werden, die Himmel-Erde-Mensch im Kleinen wie im Großen in Harmonie bringen können.

„Dao ist vom Zeichen her ein gescheiter Kopf, der ein schnelles Pferd dirigiert, und das wird im größtmöglichen Rahmen verstanden. Ein gescheiter Kopf, der sich im größtmöglichen kosmischen Rahmen orientieren und auch die Bewegung des Kosmos leiten kann. Das führt zu der Idee des Dao als dem grundlegenden Gesetz, das dem ganzen Universum, dem ganzen Kosmos, innewohnt. Der Begriff Dao ist also das kosmische Gesetz, das allem Seienden zugrunde liegt.“ (Herr Lin Zhongpeng/Leiter des Qigong-Forschungsinstitut/Peking)

## Yin + Yang

Kommen wir wieder zu den weiter vorne genannten zwei Grundgesetzen, welche den physikalischen Wandel im Universum bestimmen! Das erste besagt, dass alles seinen Gegensatz in sich trägt. In allem, in jedem, in jeder Situation, in der sich der Mensch befinden kann, ist bereits der Keim eines kaum spürbaren, aber unvermeidbaren Wandels vorhanden.

Das zweite Gesetz ist das der periodischen Wiederkehr, welches zyklisch und rhythmisch die Periode des Wachstums, z.B. der Pflanzen, der Tiere und auch die Entwicklungsabschnitte im Leben des Menschen bestimmt. Die chinesischen Gelehrten der alten Zeit entwickelten die Theorie von Yin + Yang, um nach geomantischen Aspekten (Feng Shui) z.B. einen Tempelbau auszurichten. Später versuchten sie die rhythmischen, wechselnden Prozesse des Lebens zu verstehen und im alltäglichen Leben anzuwenden. So rechnete man die sonnenbeschienene Seite eines Berges dem Yang und die der Sonne abgewandte Seite dem Yin zu. In Bezug auf Materie und Energie entspricht Yang der Energie und dem Geist, Yin der Materie.

Die Gegensätze von Yin + Yang sind relativ, niemals absolut. Sie ergänzen und bedingen einander, wechseln einander im Rhythmus ab.

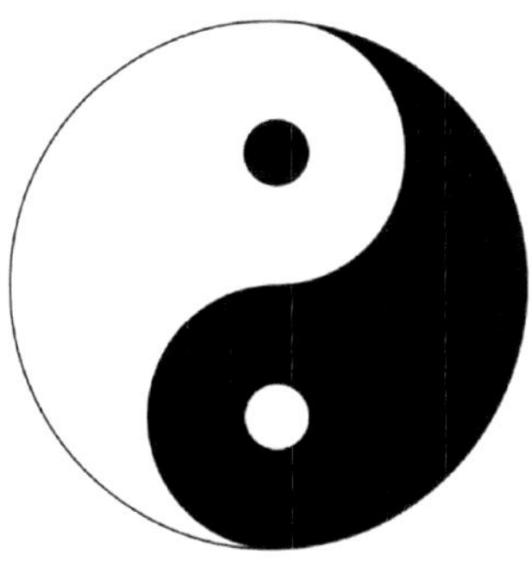

*Abb. 4*
*Das Symbol des Wandels, der Balance, des Gleichgewichts zeigt die Teilung des Kosmos in sein negatives und sein positives Element, die nur zusammen ein Ganzes bilden. „Als der Kosmos sichtbare Gestalt annehmen wollte", so ist es im Yi Jing (dem Buch der Wandlung) zu lesen, „teilte er sich in zwei gegensätzliche Kräfte: Yin + Yang." Aus dem Wechselspiel dieser zwei Kräfte entstand alles Existierende. Die runden Punkte in den beiden Feldern symbolisieren die Keime der Veränderung, welche permanent stattfindet, und das Vorhandensein des Gegenteils. In dieser Abbildung erkennt man das Gesetz vom Wandel ins Gegenteil und das der periodischen Wiederkehr. Das Leben entsteht durch diese ständige Veränderung im kosmischen Kräftespiel und das Leben gestaltet wiederum mit schöpferischer Energie den Kosmos. Der Wandel von Yin + Yang ist dynamisch, nie statisch.*

Yin + Yang stehen für den Wechselmechanismus, der in allem vorhanden ist. Man sieht ihn in den gegensätzlichen Ladungen der Atomteilchen sowie im Bewusstsein und im Unbewussten der menschlichen Psyche. Im alten chinesischen, wie im modernen wissenschaftlichen Denken ist dieses Wechselspiel eine grundlegende Erkenntnis.

Aus der kraftvollen Wechselwirkung von Yin + Yang bildet sich die gesamte Wirklichkeit. Die alten Chinesen sagen dazu, dass das Schöpferische (Yang) und das Empfangende (Yin) die 10.000 Dinge entstehen lassen. Yin + Yang werden immer aufeinander bezogen und ins Verhältnis zueinander gesetzt, wodurch Disbalancen erkennbar werden. Mit dem philosophischen Konzept des Dao und dem Wirkmodell von Yin + Yang, arbeiteten die alten Chinesen in der Landwirtschaft, Gesellschaft, Politik, Medizin, Kunst, militärischen Taktik, Kampfkunst sowie beim Erforschen der kosmischen Vorgänge und bei der Entwicklung des menschlichen Potentials.

Wendet man das Yin + Yang-Modell auf den Menschen an, hat man einen Schlüssel, mit dem körperliche, energetische und geistige Disbalancen erkannt und wieder ausbalanciert werden können.

Yin entspricht im Verhältnis „passiv und aktiv" der Passivität, das Yang der Aktivität. War man tagsüber äußerlich aktiv, wird man zur Nacht äußerlich eher passiv. Die zwei Pole beinhalten aber auch das jeweils Gegenteilige und so hält sich die Balance. So sollte man z.B. im Bezug auf Ruhe (Yin) und Bewegung (Yang) seine äußere Bewegung mit innerer Ruhe ausgleichen. Alles trägt sein Gegenteil in sich. Ist man äußerlich in Ruhe, wird innere Bewegung hier ausgleichen (Denken, Fühlen, Wahrnehmen). Befindet man sich z.B. äußerlich in Ruhe und schläft bewegungslos, wird man innerlich aktiver, z.B. in der Traumphase. Einer entsprechend aktiven Phase wird eine entsprechend passive Phase folgen. Siehe das Gesetz der zyklisch- und rhythmisch-periodischen Wiederkehr.

Soweit so gut, dem Tag folgt die Nacht, dem Schlaf das Wachsein und wenn aktive und passive Aspekte sich die Waage halten, ist man in Balance.

Um das Yin + Yang-Konzept für sich nutzbar zu machen und es für seine Balancierung einzusetzen, sollte man feststellen, welchem Grundtypus man entspricht. Ist man ein eher aktiver Mensch, der in Bewegung sein muss und Ruhe und Stille nicht gerne aushält, überwiegen Yang-Aspekte. Meistens haben solche Menschen eine eher schlanke oder athletische Figur. Ein Yin-Typ wird eher rundlich gebaut sein, sich eher ungern bewegen. Natürlich gibt es auch Mischtypen und zu der Grundkonstitution kommen unterschiedliche Tageskonditionen, welche wir alle erleben, hinzu. Im Laufe seiner Lebensspanne, den Jahren, Monaten, Tagen und Stunden, durchläuft jeder unterschiedliche Befindlichkeitszeiten. Mal „up", mal „down", mal aktiv oder passiv. Man hat Zeiten, in denen man leistungsfähig, ideenreich, kreativ und schöpferisch ist und Zeiten, in denen man abgeschlagen, müde, lustlos und ideenlos ist.

Erkennt man, welchem Grundtypus man eher entspricht und in welcher Tageskondition man ist, kann man etwas zur Erhaltung seines Gleichgewichtes, seiner Balance, tun. So kann man bewusst einer aktiven Phase eine Ruhephase folgen lassen oder besser noch, in der äußeren Bewegung innere Ruhe pflegen. In der Natur kann man das Wechsel- und Zusammenspiel von Yin + Yang gut erkennen.

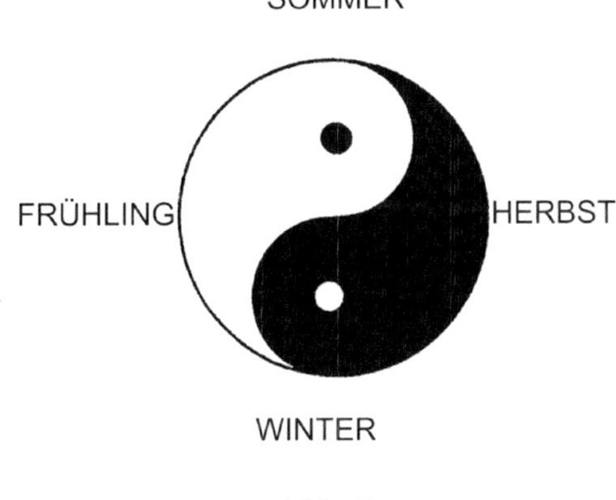


*Abb. 5*

## Yin + Yang in den Jahreszeiten

Der größten Yin-Phase, dem Winter mit längerer Dunkelzeit und weniger äußerer Aktivität, folgt, wenn sie ihren Höhepunkt erreicht hat (kürzester Tag - längste Nacht), die Yang-Phase. Der Winterschlaf ist vorbei, langsam wacht die Natur auf und Prozesse, die dem Yang entsprechen, nehmen zu (aufbauendes Yang). Die Tage werden länger, äußeres Wachstum ist zu beobachten. Die Yang-Kräfte nehmen weiter zu und aus dem Frühling wird der Sommer (vollendetes Yang). Nach dem längsten Tag und der kürzesten Nacht kippt dieser Prozess um und Yin-Kräfte nehmen zu. Die Tage werden kürzer, die Temperaturen niedriger. Aus dem Sommer wird Herbst (aufbauendes Yin) und mit Zunahme der Yin-Aspekte wird es wieder Winter (vollendetes Yin). Diese periodische Wiederkehr in der Natur, innerhalb von zwölf Monaten, entspricht dem Biorhythmus des Menschen innerhalb von vierundzwanzig Stunden.

Leider haben viele Menschen ihr Gespür für den eigenen Rhythmus verloren oder er muss ihnen erst bewusst werden.

Disbalance erkennt man z.B. daran, dass man alles tut, um bloß nicht zur Ruhe zu kommen. So verliert man sich in Aktivität und vernachlässigt das Gesetz, dass alles seinen Gegensatz in sich trägt. Die äußere Aktivität wird durch innere Aktivität verstärkt. Das Überwiegen von Yang verbraucht das Yin, Hitze- und Füllesymptome beherrschen das Leben. Der Körper wird ausgezehrt, Denken und Fühlen geraten spürbar aus dem Gleichgewicht. In diesem Fall werden die Yang-Kräfte schädlich sein. Dem gegenüber steht beim Überwiegen von Yin der Verbrauch von Yang. Bei dieser Disbalance wird man körperliche Aktivität vermeiden, man kommt kaum noch „aus dem Quark". Jegliche körperliche Aktivität wird zur Qual, man sitzt lieber auf dem Sofa, kommt vor lauter Grübeln nicht in den Schlaf und man wird immer energieärmer. Auch hier geraten Denken und Fühlen aus dem Gleichgewicht.

Dem Überwiegen von Yin steht die Schwäche des Yang gegenüber, welches zum Überwiegen von Yin führt. Eine Schwäche des Yin führt zum Überwiegen des Yang.

Die chinesische Medizin nutzt die Gesetzmäßigkeit des Yin + Yang-Wechselspiels für die Diagnose und Therapie von körperlichen, organischen und energetischen Störungen.

Yin + Yang stehen in ständiger Wechselwirkung. Die vier Hauptaspekte zeigen

1. die Gegensätzlichkeit von Yin + Yang;

2. die gegenseitige Abhängigkeit von Yin + Yang;
3. den wechselseitigen Verbrauch von Yin + Yang;
4. die wechselseitige Umwandlung von Yin + Yang.

Therapeuten, die mit chinesischer Medizin arbeiten, nutzen bei der Anwendung von Yin + Yang vorrangig 4 Strategien:

1. das Yin stärken;
2. das Yang stärken;
3. Yin-Fülle beseitigen;
4. Yang-Fülle beseitigen.

Die Behandlungsmethoden, um die Balance wieder herzustellen, umfassen unter anderem Kräutertherapie, Diätetik, Akupunktur und Moxibustion (Brennbehandlung) . Zudem verordnen die Therapeuten ein entsprechendes Übungsprogramm aus den klassischen Bewegungskünsten, wie Qigong. Die Wiederherstellung des natürlichen, harmonischen Zustandes des Patienten bleibt aber nicht allein dem Therapeuten überlassen, sondern der Patient selbst muss tätig werden. Der Therapeut hilft, den Wagen anzuschieben, ist er in Bewegung, muss man ihn selbst am Laufen halten.

Das Verständnis des Yin + Yang-Konzeptes und vor allem die Anwendung im Alltag, ermöglichen über kurz oder lang, sich der Harmonie zu nähern, diese wiederherzustellen und zu erhalten. Arbeitet man im Büro und bewegt sich entsprechend wenig, sollte man zwischendurch und nach Feierabend für einen bewegten Ausgleich sorgen. Nichts wird besser, wenn man abends im Fernsehsessel versinkt und sich mit Chips und Schokolade abfüllt. Ein Überwiegen von Yin (Passivität) wird Yang (Aktivität) schwächen. Muss man täglich körperlich arbeiten und setzt körperliche Aktivität nach Feierabend übertrieben fort, wird man sich auszehren und seine innere Energie schwächen. Ein Überwiegen von Yang (äußere Energie) schwächt das Yin (innere Energie). Das Außen steht hier für Haut, Muskeln und Sehnen. Ist der äußere Körper überaktiv, werden Haut, Muskeln und Sehnen über- bzw. verspannt. Ein verspanntes Äußeres (Yang) wird die Arbeit des Inneren (Yin), wie z.B. Organfunktionen, Stoffwechselfunktionen und Durchblutung, stören bzw. schwächen.

Eine durch falsche Lebensgewohnheiten, wie z.B. Ess- und Genusssucht sowie Bewegungsmangel überlastete innere Funktion, wird das Äußere des Körpers (Sehnen, Gewebe, Muskeln und Gelenke) schwächen.

Kleine Disbalancen werden, wenn sie länger bestehen, über kurz oder lang das Denken, Fühlen und Befinden stören und aus der Balance bringen.

Ist der Tagesablauf geprägt von einem Zuviel an Aktivität und Bewegung, werden kurze Ruhepausen für einen Ausgleich sorgen. Besser noch integriert man innere Ruhe in Aktivität und Bewegung. Hat man gelernt, wie man Ruhe und Atmung für Regeneration nutzen kann, wird man in Minutenfrist wieder leistungsfähig. Und hat man gelernt, sich mit Bewegung und Atmung zu energetisieren, kann man sich bei sitzender Tätigkeit durch kurze Bewegungspausen und Atemübungen ausgleichen und regulieren.

Hat man ein wenig Verständnis für Yin + Yang entwickelt, erkennt man sie in seinen körperlichen, geistigen und emotionalen Aktionen und darüber hinaus in den Phasen der Jahreszeiten, des Tag- und Nachtrhythmus. Ja selbst unsere Nahrungsmittel lassen eine Yin- oder Yang-Gewichtung erkennen.

Im Frühling und Sommer wird man körperlich aktiver sein und weniger Schlaf benötigen als im Herbst und Winter, wo man sich eher zurückzieht und besinnlich wird. Grundsätzlich kann man Yin + Yang als zentripetale Kraft (Yin) und zentrifugale Kraft (Yang) bezeichnen. Das Yang ist gebend, vom Zentrum weg nach außen wirkend. Beim Yin überwiegen die aufnehmenden, speichernden, von außen nach innen wirkenden Kräfte. Hat man den ganzen Tag körperlich gearbeitet (Yang), hat man in der Aktion Ruhe gehalten, Pausen (Yin) eingehalten und in diesen etwas gegessen, konnte man von außen etwas, hier Nährstoffe, aufnehmen und speichern und so die aktive Phase gestärkt fortsetzen. Wandelt sich Yang in sein Gegenteil, nehmen die Yin-Qualitäten immer mehr zu. Folgt man dem Zunehmen der Yin-Kräfte, wird man sich letztlich hinlegen und schlafen. Trotz der äußeren Bewegungslosigkeit (Yin), finden im Inneren Aktionen (Yang) statt, das Schlagen des Herzens, das Atmen, Denken,

Träumen, zelluläre Vorgänge. Ganz gemäß dem Gesetz, dass alles seinen Gegensatz in sich trägt. Nach einem Maximum an Yin, den Tiefschlafphasen, nehmen die Yang-Kräfte wieder zu. Nach dem Aufwachen und dem Sammeln des Bewusstseins, beginnt ein neuer Tag mit vielfältigen Aktivitäten (Yang) und hoffentlich mit innerer Ruhe und einigen Pausen (Yin), gemäß dem Gesetz der periodischen Wiederkehr. Heiß und kalt, voll und leer, außen und innen, Plus und Minus, oben und unten, trocken und nass, männlich und weiblich, zwei Pole eines Ganzen im ständigen Wandel. Yin + Yang verwandeln sich wie Tag und Nacht in ihr Gegenteil, wenn sie ihren Höhepunkt erreicht haben. Die Anlage zum Gegenteil schlummert in ihnen. Das Gleichgewicht von Yin + Yang ist nicht statisch, sondern dynamisch. Manchmal ist da mehr Yang, dann wieder mehr Yin. Je nach unserer Konstitution, unserem Lebensalter, der Tageszeit, Mondphase oder Jahreszeit. Alle Vorgänge um uns herum, mit uns und in uns, folgen den zwei Grundgesetzen des Wandels.

Yin + Yang werden immer ins Verhältnis zueinander gesetzt. Das heißt, Yin + Yang ergeben nur einen Sinn, wenn welche Phänomene auch immer miteinander ins Verhältnis gesetzt werden. Am Beispiel unseres Körpers ist, wenn wir innen und außen ins Verhältnis setzen, außen Yang und innen Yin. Betrachten wir nur das Außen unseres Körpers, erkennen wir auch Yin + Yang. Der obere Teil des Körpers ist, im Verhältnis „unten und oben", Yang, der untere Teil Yin. Die Außenseiten der Arme, im Verhältnis zu den Innenseiten der Arme, sind Yang. Irgendwie birgt alles seinen Gegenpart in sich. Setzt man männlich und weiblich ins Verhältnis, zählen die männlichen Eigenschaften zum Yang, die weiblichen Eigenschaften zum Yin. Aber nicht jeder Mann ist nur Yang, mehr oder weniger haben Männer auch Yin-Anteile und sollten diese, wie umgekehrt die Frauen ihre Yang-Anteile, ruhig pflegen. Man muss ja nicht gleich Damenunterwäsche tragen, aber ein wenig mehr weibliche Energie ,wie z.B. mehr Nachgiebigkeit, schadet nicht. Genauso dürfen auch Frauen ihre männlichen Anteile pflegen. Sie sollten dabei jedoch nicht ihre weiblichen Energien verlieren und zu viel „Mann" werden.

Yin + Yang sind ein Paar, welches in Beziehung zueinander steht und einander ergänzt. Folgen sie nicht ihrem Rhythmus, verlieren sie die Verbindung zu ihrem Pendant. Trennen sich Yin + Yang, kontrollieren sie sich nicht mehr gegenseitig und verausgaben sich, lösen sich auf und sterben.

## Wu Xing

Die dynamischen Prozesse von Yin + Yang, lassen sich durch die Theorie der fünf Wandlungsphasen (fünf Elemente, Wu Xing) detaillierter erkennen. Feuer, Erde, Metall, Wasser und Holz sind die Grundelemente, welche sich im dynamischen Wandel gegenseitig fördern und gegenseitig unter Kontrolle halten (siehe Abb. 6).

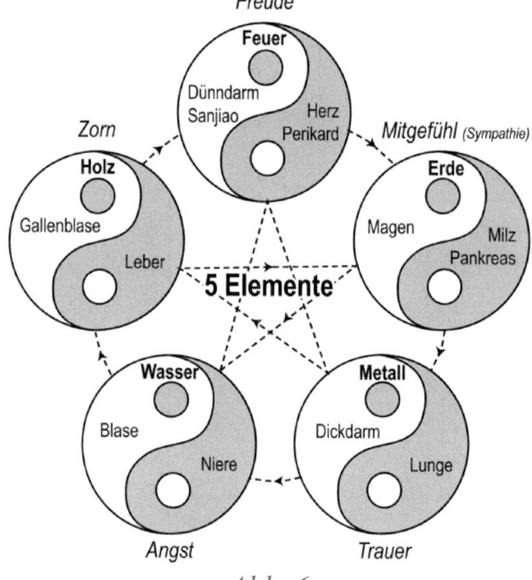


*Abb. 6*

*Feuer bringt Erde hervor, Erde wiederum das Metall, welches seinerseits Wasser fördert. Wasser fördert Holz und Holz das Feuer. Dem gegenüber steht die gegenseitige Kontrolle: Feuer kontrolliert das Metall, Erde das Wasser, Wasser das Feuer, Holz die Erde und Metall das Holz. Jedem der fünf Elemente bzw. Wandlungsphasen sind die Aspekte von Yin + Yang zugeordnet.*

Dabei sind es vor allem die verschiedenen Energiequalitäten, welche in der Fünf-Wandlungsphasen-Theorie den Organen zugeordnet sind. Die Organe sind derart unterteilt, dass z.B. Hohlorgane (Dünndarm-Dickdarm-Magen-Blase-Gallenblase) dem Yang und Speicherorgane (Herz-Milz-Lunge-Niere-Leber) dem Yin zugeordnet sind. Des Weiteren weist man den fünf Grundelementen der Wandlungsphasen (Feuer-Erde-Metall-Wasser-Holz) neben Jahreszeiten und klimatischen Aspekten u.a. auch Emotionen zu. Die fünf Emotionen (Wu Qing) sind Freude, Mitgefühl, Trauer oder Kummer, Angst und Wut oder Zorn. Im Rahmen der Alchemie des Qigong werden die fünf Lebensgeister (Wu Shen) den Yin-Organen zugerechnet. Diese „Spirits" sind „Shen", als Weisheit im Herzen, „Yi", als Intellekt in der Milz, „Po", als Courage in der Lunge, „Zhi", als Willenskraft in der Niere und „Hun", als Intuition in der Leber. Die innere Energiearbeit im Qigong zielt auf Klärung, Reinigung, Stärkung und Harmonisierung dieser „Spirits", indem man auch die Ebenen der Organe energetisch öffnet und durchlässig macht, damit die Organ-Energien transformiert bzw. veredelt werden können. Die Wirkungen einer solchen Energiearbeit zeigen sich auf den Ebenen Körper, Geist und Seele. So lassen sich die Organfunktionen verbessern. Wirkungen zeigen sich aber auch auf den mit dem Organ und den fünf Wandlungsphasen assoziierten Ebenen. Hinter allem wirken die dynamischen Prozesse von Yin + Yang, mit denen sich alle Vorgänge im Organismus des Menschen verstehen lassen.

Yin + Yang sind universelle Energie-Qualitäten, welche schließlich auch eine überkulturelle Wahrheit innehaben und selbstverständlich auch von Nichtasiaten angewandt und nutzbar gemacht werden können.

Die Idee vom Dao und von Yin + Yang erreichte historisch belegbar die westliche Welt vor ungefähr 200 Jahren. Vor allem das „Dao De Jing", das dem daoistischen Weisen Laozi zugeschrieben wird und welches das Wirken vom Dao und von Yin + Yang zum Inhalt hat, beeinflusste Kunst, Literatur, Psychologie und Philosophie. Im Jahre 1788 erfolgte die erste Übersetzung des Dao De Jing ins Lateinische. Deutsche Poeten, Literaten und Künstler wie Hermann Hesse,

Berthold Brecht und Martin Heidegger, wurden durch Übersetzungen von Laozi und Zhuang Zi inspiriert. Mittlerweile ist die Idee vom Dao und von Yin + Yang durch die Esoterikwelle zum integralen Bestandteil der westlichen Kulturen geworden.

## Der Mensch als Energiewesen

Die hinter allen Prozessen von Yin + Yang wirkende Kraft ist eine Energie (Qi), welche kaum greifbar, fassbar, ist. Subtil wirkt sie in allen Vorgängen im Großen (Kosmos) wie im Kleinen (Mensch).

„Wir betrachten gewöhnlich nur die Materie, weil wir sie sehen und anfassen können. Viel wichtiger sind jedoch die Wechselwirkungsquanten, welche die Materie zusammenhalten und deren Struktur bestimmen.“ (Carlo Rubbia, Nobelpreis für Physik 1984)

Viele moderne, aktuelle Erkenntnisse gehören seit Jahrtausenden zum Grundwissen der traditionellen Lehren. So betrachtet die fernöstliche Medizin Gesundheit als einen Zustand energetischen Gleichgewichts im Körper. Krankheit hingegen wird als Verlust des Anpassungsvermögens und der Energiebalance verstanden.

Die Traditionelle Chinesische Medizin (TCM) sieht den Menschen als einen mit Energieleitbahnen und Energiezentren versehenen Körper. Sind die energetischen Zentren untereinander harmonisch mit Energie gefüllt und kann die Lebensenergie frei durch die Leitbahnen fließen, ist der Mensch gesund (siehe Abbildung 7).

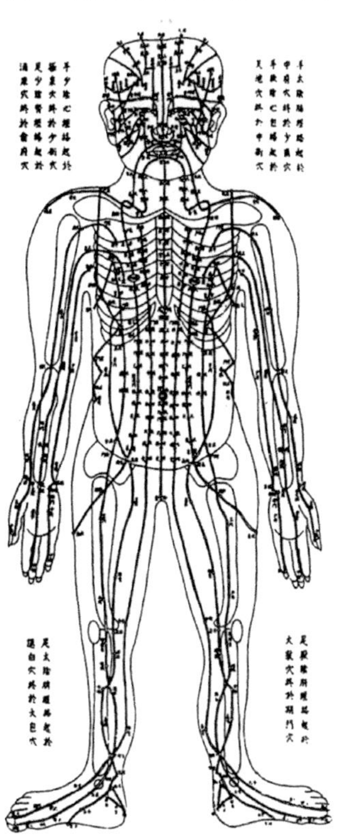

*Abb. 7*

*Die traditionellen Geheimlehren Asiens gehen von einer Vielzahl von Energiekörpern, -zentren und -kanälen aus. Nach den Erkenntnissen und Überlieferungen fernöstlicher Lehren, wird bei diesen Energiekörpern zwischen vier miteinander verbundenen Hüllen unterschieden. Sie schwingen in ihren jeweils eigenen Frequenzen und dienen zudem als Bewusstseins- und Informationsträger. Unsere mentalen und emotionalen Schwingungen, das heißt unsere Gedanken und Gefühle, strahlen von uns ab. Sensible Menschen nehmen intuitiv den geistigen und emotionalen Zustand des Gegenübers wahr.*

# Energiekörper

Dem physischen Körper soll der Ätherleib bzw. Astralkörper am nächsten stehen. Er hat in etwa die gleiche Ausdehnung wie der physische Körper. Seine Strahlung legt sich wie ein Schutzmantel um den Körper.

Gefühle, Emotionen und Charaktereigenschaften sind, so definieren die Überlieferungen, in dem sogenannten Emotionalkörper gespeichert. Der Emotionalkörper strahlt jede unserer Gemütsbewegungen mehrere Meter weit ab. Noch intensiver und feiner schwingend ist unser Gedanken- bzw. Kausalkörper, der Träger von Ideen, rationalen und intuitiven Erkenntnissen. Je besser der Mensch seine Erfahrungen richtig zu verarbeiten und zu leben weiß, desto heller und leuchtender strahlt auch jener dritte Energiekörper. Die höchste Schwingungsfrequenz aller Energiekörper soll der spirituelle Energiekörper aufweisen. Mönche aus den Klöstern Asiens gehen davon aus, dass der spirituelle Körper mehrere Kilometer weit strahlen kann.

Neben den Hüllen der Seele sorgen Energiezentren (Dantian) und die sogenannten Chakren, die über festgelegte Punkte über den Körper verteilt sind, für unser Funktionieren. Sind diese „Wirbel“ durch unsere Ernährung, Eindrücke oder negativen Erlebnisse gestört, entsteht eine Disharmonie unseres körperlichen und seelischen Gleichgewichts. Die Steuerungsstrukturen und zugleich die kleinste Stufe dieser Energiekörper und –zentren, sind die Energieleitbahnen (Meridiane). In unserem energetischen Netzwerk mit seinen Körpern, Zentren und Leitbahnen kann es zu Unter- oder Überfunktionen kommen. Aus diesem uralten Wissen hat sich im Laufe der Zeit die Kunst der Akupunktur entwickelt und perfektioniert.

# Lebensenergie

Was aber ist diese Energie des Lebens? In allen Kulturkreisen gibt es Konzepte der Lebensenergie, der Lebenskraft. Die griechische Philosophie bezeichnet die Lebenskraft als Apeiron. In Ägypten heißt sie

Ka (bzw. ga-ilama). In Indien Prana. In Tibet nennt man sie Lung, auf Hawaii heißt sie Mana. Im jüdischen Kulturkreis nennt man sie Cheim, der islamische Kulturkreis spricht von Ruh. Im hinduistischen Kulturkreis heißt sie Akasha.

Viele weitere Bezeichnungen und Konzepte zur Lebensenergie haben sich in der Geschichte des Menschen entwickelt: Spiritus (R. Fludd), Astrallicht (Blavatzki), enormon (Hippokrates), munia für den Körper, archeus für den Makrokosmos (Paracelsus), Orgon (Wilhelm Reich), dynamische Kraft (S. Hahnemann). Im europäischen Mittelalter war die Bezeichnung für Lebenskraft vis medicatrix naturae.

Die Chinesen nennen diese Lebensenergie „Qi" (sprich: tschi). Lebenskraft-Konzepte rein theoretisch, intellektuell zu erfassen, ist so gut wie unmöglich. Neben allen Theorien stehen das praktische Tun und die Erfahrbarkeit der Lebensenergie. Aus Beobachtungen und Erfahrungen entwickelten die alten Daoisten Theorien und Konzepte. Sie arbeiteten praktisch mit der Lebensenergie und deren Fluss im menschlichen Körper. Sie nutzten diese Arbeit zur Erhaltung ihrer Vitalität, zur Regeneration und Verjüngung. Sie kannten die Vernetzung, die gegenseitige Einflussnahme, die Kraft des Geistes, der Gedanken und Gefühle. Sie entwickelten Methoden und Übungen, Energie zu harmonisieren, zu zentrieren, sie aufzunehmen, abzugeben, sie durch den Organismus zu leiten und zu transformieren.

Das Schriftzeichen für Qi lässt eine Vielzahl von Interpretationen zu. Ein gängiges Lexikon der klassischen chinesischen Schriftsprache benennt Qi als Atem, Luft, Dampf, Gas sowie Wetter, Veranlagung, Temperament, Kraft oder lebensspendendes Prinzip.

Die bedeutungsspezifische Dehnbarkeit des Begriffs Qi soll für den Leser hier nicht von Bedeutung sein (mehr zur Thematik: Manfred Kubny - „Qi, Lebenskraftkonzepte in China").

Vor allem ist Lebensenergie erfahrbar und aus dieser Erfahrung entwickelten sich variierende Konzepte.

„Die Traditionelle Chinesische Medizin (TCM) sieht das Funktionieren von Körper und Seele als das Ergebnis der Interaktion bestimmter

„vitaler Substanzen“. Diese manifestieren sich in verschiedenen Abstufungen von „Substanzhaftigkeit“; einige von ihnen sind sehr verfeinert, einige gänzlich unmateriell. Körper, Geist und Seele werden nicht als ein Mechanismus gesehen, so kompliziert er auch sein mag, sondern als ein Wirbel von Energie und vitalen Substanzen, die interagieren, um einen Organismus zu formen.“ („Grundlagen der Chinesischen Medizin“, G. Maciocia)

Qi ist das Fundament dieser Prozesse. Die weiteren Substanzen des Lebens, wie Blut, Essenz und Körperflüssigkeit, sehen die Chinesen als Manifestationen von Qi in differenzierter Substanzhaftigkeit.

Für den Hausgebrauch reicht es zu wissen, dass Qi im Körper verschiedene Aggregatzustände annimmt, um eine Vielzahl von Funktionen zu erfüllen, und als Energie die Verbindung zwischen Körper und Geist herstellt.

Grundlegende Funktionen des Qi sind: Umwandeln, Transportieren, Halten, Heben, Schützen, Wärmen. Grob unterscheidet man Angeborenes Qi (von unseren Eltern vererbtes Qi) und erworbenes Qi (aus Nahrung und Atmung extrahiertes Qi). Zusätzlich können wir durch entsprechende Energiearbeit einiges für die Harmonisierung, Erhaltung und Stärkung unseres Energielevels tun.

Unsere angeborene Lebensenergie ist wie eine Batterie, welche nicht wieder aufgeladen werden kann. Versiegt diese Energie, altern und erlöschen die Lebensfunktionen. Die Qualität des erworbenen Qi ergibt sich aus der Qualität, der Wahl und der Zubereitung unserer Lebensmittel, aus der Qualität des Verzehrs und der Verdauung (Kauen, Einspeicheln), aus der Qualität der Atemluft sowie der Qualität des Atemvorganges. Auch die Art des Denkens und Fühlens, eben die Lebenseinstellung, spielt eine nicht zu unterschätzende Rolle für die Qualität des erworbenen Qi. Die Nahrungsauswahl, ihre Zubereitung und ihr Verzehr sind für Daoisten, wie die Atemregulation, grundlegende Aspekte der Lebenspflege.

Auch hier liegt schließlich die Verantwortung bei uns selbst, denn wir entscheiden, was wir wie essen, wie wir atmen und wie wir mit unserer Energie haushalten.

## Das Kontrollorgan unserer Lebensenergie

Man stärkt seine Energie, wenn man nur positiv emotionale Einstellungen und körperliche, seelische und geistige Gesundheit pflegt. Einfach gesagt, stärkt die Auflösung von Negativem und Förderung von Positivem unseren Energielevel. Dabei spielt die Verminderung von Stress die größte Rolle. Die Griechen wussten schon vor Tausenden von Jahren, dass die Thymusdrüse die Lebensenergie des Körpers steuert. Das griechische Wort „thymos" heißt nichts anderes als „Lebensenergie". Die Thymusdrüse liegt unter dem oberen Teil des Brustbeines und schrumpft im Laufe unseres Älterwerdens. Sie reagiert auf akuten Stress und kann innerhalb von 24 Stunden um die Hälfte schrumpfen (siehe Hans Selye, „The stress of life").

Die Thymusdrüse kontrolliert und reguliert den Energiestrom im gesamten Energiehaushalt unseres Körpers. Zudem gilt sie als Bindeglied zwischen Körper und Geist und wird durch seelische Haltungen und Belastungen beeinflusst. Wo immer man eine Störung des emotionalen Gleichgewichts, eine Störung seines Energieniveaus oder andere krankhafte Prozesse findet, wird die Thymusdrüse als erstes „Organ" geschwächt, was einen sofortigen Energieabfall zur Folge hat. Das heißt, vor jeder körperlichen Reaktion vermindert sich bereits die Lebensenergie.

Forschungen in den 70er bis 80er Jahren führten zu der Entwicklung der angewandten Kinesiologie, in der die Stärke der Lebenskraft über Muskeltests ermittelt wird. Darüber hinaus fanden die Kinesiologen heraus, dass u.a. Gedanken, Emotionen, Worte, Bilder, Gesten, Musik und Nahrungsmittel unsere Lebensenergie sowie unsere Thymusdrüse stärken oder schwächen können.

Die der Kinesiologie zugrunde liegenden Theorien und Konzepte sind auch in der Alchemie der Balance wieder zu finden. Die Ursprünge der Alchemie, die Körper, Geist und Seele harmonisiert und auf die Balance von Himmel-Erde-Mensch abzielt, liegen weit in der Geschichte zurück und sind schamanischen und religiösen Ursprungs. Im Laufe der Zeiten kamen Einflüsse aus dem Daoismus, der Chinesischen Medizin, dem Buddhismus, aber auch aus den Kampfkünsten hinzu. In der Neuzeit gab es viele Modifizierungen und Spezialisierungen.

In den Klassikern der Chinesischen Medizin, dem „Nei Jing So Wen“ (welches Fragen und Antworten des Gelben Kaisers zur inneren Medizin beinhaltet und auf die Zeit um 200 v.Chr. datiert wird), finden sich schriftliche Verweise auf Übungen zur Erhaltung der Gesundheit. Um einiges früher schaffte es der Daoismus mit der Idee des Dao und dem Wirken von Yin + Yang, grundlegende Einflüsse auf die Konzeptionierung der Alchemie auszuüben. Als klassische daoistische Schrift sei das „Dao De Jing” genannt, welches einerseits dem chinesischen Weisen Laozi zugeschrieben wird, andererseits eine Sammlung älterer überlieferter Sprüche, welchen später Kommentare zugefügt wurden, sein soll. Im Daoismus nimmt die Alchemie eine Schlüsselstellung ein und es entwickelten sich Verfahren der Inneren und Äußeren Alchemie, um ein Elixier und Methoden zu entwickeln, die auf körperliche Langlebigkeit und geistige Unsterblichkeit hinzielten.

Um die Zeitenwende gelangte der in Indien entstandene Buddhismus nach China. Alchemistische Verfahren aus dem indischen Yoga fanden gerade durch den buddhistischen Mönch Bodhidharma ihren Weg nach China. Bodhidharma verbreitete Methoden mit Vorstellungen von Energieleitbahnen und -zentren, welche, neben Meditationspraktiken, vor allem eine medizinische Ausrichtung haben und die körperliche und geistige Konstitution stärken sollten.

Man unterschied körperlich-energetische Übungen, zur Kräftigung und Gesundung, von reinen Meditationsübungen, bei denen Lenken und Führen des Atems im Vordergrund standen. Diese Meditationspraktiken zielten letztlich auf die Erleuchtung des Geistes, auf das Aufsteigen in das allumfassende Eine.

# Qigong

Im Laufe der Jahrhunderte entwickelte sich eine unüberschaubare Vielfalt von Lehren, Praktiken und Methoden, welche in der Neuzeit ab den 1950er Jahren von schamanischen und religiösen Inhalten befreit und unter dem Begriff Qigong zusammengefasst wurden. Zum ersten Mal soll der Name Qigong von dem Daoisten Xu Xun in der Zeit der Dschurdschen (Jin 1115 - 1234) für die Bezeichnung von Übungen in der Kampfkunst verwendet worden sein.

Qi lässt sich am ehesten mit Lebensenergie, Atem, Dampf oder Nebel übersetzen. Gong bezeichnet eine Fähigkeit, welche durch viel Übung entsteht. Qigong kann man u.a. übersetzen mit: „die Fähigkeit, mit der Lebensenergie zu arbeiten“. Die Bezeichnung Qigong hat sich seit den 50er Jahren in China etabliert. Vorher unterschied man zwischen Übungen für das Nähren des Körpers (Yang Sheng) und Übungen, die den Geist nähren (Yang Shen). Sie wurden unter dem Begriff Yang Xing zusammengefasst. Für uns im Westen sind die Qigong-Methoden interessant, weil sie auf fünf Ebenen (Wu Jiao) eine regulative, harmonisierende Wirkung zeigen. Sie regulieren den Körper, den Atem, unser Bewusstsein, unseren Geist und unsere Energie. Genau das, was wir für unsere Balance brauchen. Man unterscheidet Qigong nach dem Erscheinungsbild in inneres (stilles) Qigong (Nei Gong und Jing Gong) sowie in äußeres und bewegtes Qigong (Wai Gong und Dong Gong). Eine weitere Unterscheidung richtet sich nach der Methodik. Die Schule der Stille (Jing Zuo Pai) z.B. betont die innere Stille, die Schule der bewussten Atemführung betont bestimmte Atemtechniken, die Schule der Inneren Alchemie (Lian Dan Pai) betont die Willenssteuerung und Energieregulierung. Darüber hinaus lässt sich Qigong nach der Herkunft unterscheiden. Verbreitet sind z.B. die konfuzianistische Schule (Ru Jia), die daoistische Schule (Dao Jia), die buddhistische Schule (Fo Jia), die medizinische Schule (Yi Jia) und die Kampfkunstschule (Wu Jia).

Gemeinsames Ziel aller Schulen ist es, unabhängig von Form, Methodik und Herkunft, die geistige Kraft zu mobilisieren, die Atmung und Energie zu regulieren und die Körperhaltung und Bewegung in natürlicher Art einzunehmen und zu gestalten. Zum inneren oder stillen Qigong (Nei Gong oder Jing Gong) zählen z.B. Übungen der inneren Pflege und Regulation (Nei Yang Gong), Übungen der Entspannung (Fangsonggong), Übungen der Kräftigung (Qiang Zhuang Gong), Übungen der Stehenden Säule (Zhan Zhuang Gong) und Übungen des Himmlischen Kreislaufes (Zhou Tian Gong).

Beim äußeren oder bewegten Qigong (Wai Gong oder Dong Gong) sind vor allem das Schattenboxen (Taijiquan), das Spiel der fünf Tiere (Wu Qin Xi), die 8 Brokatübungen (Ba Duan Jin), Übungen der Muskelkräftigung (Yi Jin Jing) und das Qigong der Kampfkunstschulen (Wushu Qigong) zu nennen. Die lange Geschichte der Kunst der Balance (Qigong) und deren Weiterentwicklung, verliefen nicht linear, es entstanden viele Richtungen und Methoden. In der heutigen Zeit erarbeiten vor allem chinesische Einrichtungen Qigong wissenschaftlich und es wird vorwiegend therapeutisch eingesetzt. Neben dem Aspekt der Heilung lässt sich Qigong auch mit anderen Zielsetzungen wie Meditation und Spiritualität, Kampfkunst oder zur Erlangung besonderer Fähigkeiten praktizieren. Egal, welchen Weg man später gehen will, ohne Grundlage, ohne gutes Fundament, ohne Ausrüstung lässt sich ein Weg nicht sicher gehen. Für eine Wanderung braucht es gutes Schuhwerk, Kleidung für jede Wetterlage, Proviant, einen Kompass, Karten um sicherzugehen, dass man da ankommt, wo man auch hin will. Dazu muss man seine Belastbarkeit und seine Grenzen kennen sowie Wissen über die Beschaffenheit des Weges haben. Alle Qigong-Übungen lassen sich in drei Phasen einteilen. Die Vorbereitungsphase, mit der Zielsetzung, zur Ruhe zu kommen (Ru Jing) und seine Energie, bzw. Aufmerksamkeit im Unterbauch zu zentrieren. In der Übungsphase wird die zentrierte Energie in Bewegung gebracht, bzw. bewusst durch den Körper geleitet. In der Abschlussphase wird die in Bewegung gebrachte Energie wieder im Unterbauch eingesammelt.

Qigong ist weder Gymnastik noch Meditation, trägt jedoch beides in sich. 3 Aspekte müssen beachtet und vereint werden:

1. Entspannung
2. Körperhaltung und Bewegung

3. Konzentrierte Aufmerksamkeit beim Ablauf der Übung nach der vorgegebenen Methode

Qigong reguliert Körper, Atmung, Geist, Bewusstsein sowie die Lebensenergie und ist ein ganzheitlich wirkendes Verfahren.

In China hat man, auf der Grundlage des Verständnisses vom Wandel im Leben, Theorien und Methoden entwickelt, die bis heute die gesamte chinesische Kultur durchziehen. Philosophie, Kunst, Medizin, das Staatswesen und das gesellschaftliche Leben sind tief geprägt von der zur Einheit führenden Idee des Dao und den Kräften von Yin + Yang.

Alchemie

Die grundlegenden Methoden der vielen Übungsformen, welche unter dem Begriff Qigong zusammengefasst sind, arbeiten mit den Lebensgrundelementen: Lebensessenzenergie/Jing, Lebensenergie/Qi und geistig-psychische Energien/Shen, die in den Hauptenergiezentren des Körpers gesammelt, gestärkt, genährt, gepflegt, gemischt, umgewandelt und veredelt werden. Genau das ist ein alchemistischer Prozess. Man kann sagen, alle Qigong-Übungen sind angewandte Alchemie. Vor allem die daoistischen Meister entwickelten Methoden, welche in verschiedenen Strömungen eine „Innere Alchemie“ mit dem Ziel körperlicher Langlebigkeit und geistiger Unsterblichkeit beinhalteten. Die Grundelemente für das „Elixier der Unsterblichkeit“ sind Jing, Qi und Shen. Für den Prozess der Umwandlung entwickelten und kombinierten die Meister bewegte und stille Körper- und Geistesübungen mit einem entsprechenden Lebenswandel.

Sie versuchten, durch Umwandlung und Veredelung eine goldene Perle und später ein goldenes Licht, einen Embryo, zu bilden, um ihn zu einem unsterblichen Lichtkörper zu entwickeln. Dieser innere Prozess ist die „Innere Alchemie“, welche seit dem 9. Jahrhundert unter dem Begriff Nei Dan bekannt wurde. Dem gegenüber steht der Begriff Waidan, die „Äußere Alchemie“, bei der durch äußere chemische Substanzen Unsterblichkeit erreicht werden soll. Die körperlichen Praktiken der Inneren Alchemie gehören zu den umfangreichen

Aspekten der Pflege des Lebens (Yangsheng). Auf dem zugrundeliegenden Energiekonzept ist auch die Traditionelle Chinesische Medizin aufgebaut.

## Drei Schätze (San Bao)

Um die Alchemie der Balance für sich anwendbar zu machen und besser verstehen zu können, betrachten wir das Konzept der drei Schätze, San Bao genannt. Die alten daoistischen Weisen wussten genau um die große Bedeutung des Konzeptes der drei Schätze, sind sie doch grundlegend für den daoistischen Weg. Sie differenzierten zwischen drei allgemeinen, drei äußeren, drei inneren, und drei himmlischen Schätzen. Das Konzept der drei Schätze nutzten die alten Meister als Grundlage zur Inneren Alchemie.

<u>Die drei himmlischen Schätze</u> sind Sonne, Mond und Sterne und sie stehen mit den drei inneren Schätzen in Verbindung.

<u>Die drei allgemeinen Schätze</u> beziehen sich auf Genügsamkeit, Liebe und Verzicht auf Ruhm. Erkennen wir, wie viel Unruhe, Disbalance und destruktives Senden und Empfangen unser „Nicht-genug-kriegen- Können", unsere mangelnde Liebe und das kräftezehrende „Karriere- um-jeden-Preis", unsere Profilierungssucht und Profitgier auslösen? Klärt man für sich die Aspekte Genügsamkeit, Liebe und Verzicht auf Ruhm, kehrt sicher mehr Ruhe und Balance in das Leben ein. Nicht umsonst werden diese drei Aspekte als drei Schätze gepflegt.

<u>Die drei äußeren Schätze</u> sind symbolisiert durch Augen, Mund und Ohren, und da dürfen wir gleich wieder an Sender und Empfänger denken. Bewusstes Sehen und bewusstes Nicht-Sehen, wenn sie gepflegt werden, helfen, viele destruktive „Inputs" von vornherein zu vermeiden. Man muss nicht alles sehen. Schon gar nicht das, was uns so in den Massenmedien, in den Straßen und wer weiß wo sonst noch geboten wird. Unweigerlich drängen sich die drei Affen auf. Überlegen wir eigentlich, was wir sagen? Welche Informationen und Pro-

zesse stoßen wir mit unserem Senden an? Worauf richten wir unsere Ohren? Was lassen wir durch sie in uns hinein?

Die drei inneren Schätze bezeichnet man auch als die drei Juwelen, drei Blumen, drei in Einem oder drei Kräuter. Sie erscheinen als grobe, subtile und als kosmische Form.

Die drei inneren Schätze sind die Energieaggregatzustände Jing, Qi und Shen.

**In reiner kosmischer Form sind die drei Schätze:**

1. ursprüngliche erzeugende Essenz/Jing,
2. ursprünglicher Dampf/Qi und
3. ursprünglicher Geist/Shen.

Jing wird auch als Lebensessenzenergie bzw. Essenz bezeichnet. Jing ist die Energie des Wachstums und eng verbunden mit den Sexualflüssigkeiten des Mannes und dem Menstruationsblut der Frau. Jing stellt die dichteste, substantiellste Form der Lebensenergie dar und entspricht auch der Geschlechtskraft.

Man unterscheidet vorgeburtliches Jing und nachgeburtliches Jing. Das vorgeburtliche Jing erhält man bei der Zeugung von seinen Eltern. Es enthält alle individuellen Wachstumsinformationen und braucht sich entsprechend unseres Lebenswandels auf. Es kann begrenzt durch nachgeburtliches Jing ausgeglichen werden.

Nachgeburtliches Jing nimmt man durch Atmung und Nahrung auf. Es ist verantwortlich für genetische Substanzen, innersekretorische Vorgänge, den hormonalen Haushalt, Wachstum und sexuelle Reifungsprozesse. Jing verhält sich zu Qi wie Yin zu Yang. Qi ist also in dieser Gegenüberstellung das aktive Prinzip = Yang. Jing ist das ruhende Prinzip = Yin. Angeborene Defekte und Störungen im Reifungsprozess und der Sexualfunktion sind Funktionsstörungen des Jing. In dem Grundlagenbuch chinesischen Heilwissens, dem Klassiker des gelben Kaisers zur inneren Medizin (Nei Jing Suwen), werden die physiologischen Lebensprozesse als stufenweise Veränderung der Essenz (Jing), im Rhythmus von sieben Jahren (Frau) - bzw.

acht Jahren (Mann) -, beschrieben. Jing ist die Essenz, die Wurzel des Lebens. Sie ist die Energie des Wachstums und der Veränderung.

Qi beschreibt die grundlegende Lebensenergie, die den gesamten Körper durchdringt. Das Jing ist im Qi enthalten und trennt sich nur durch äußere Einflüsse, z.B. Verletzungen, Krankheit oder bei der Ejakulation in der Sexualität. Qi hält die lebendigen Prozesse im Körper in Ordnung, wärmt, bewahrt und schützt. Es sorgt für den Ausgleich von Yin + Yang, Leere und Fülle. Qi manifestiert sich auf körperlicher und geistiger Ebene und vernetzt beide. Je reichhaltiger und ausgewogener unser Qi ist, umso vitaler und inspirierter ist das Leben. Qi hält alles in Schwung und gibt den Impuls für Bewegung.

Shen ist Qi auf der Ebene geistiger Funktion, sinnlicher Wahrnehmung und Emotion. Durch Kultivierung von Qi wird Shen gestärkt. Die Kraft von Shen zeigt sich in den Fähigkeiten, zu beobachten, zu unterscheiden, zu entscheiden, zu analysieren und Schlüsse zu ziehen. Jing, Qi und Shen sind also genauer betrachtet ein und dasselbe, nur in unterschiedlichen Aggregatzuständen. Durch Kultivierung von Qi schafft man einen Ausgleich unter diesen drei Energiequalitäten. Es reicht also nicht, nur Jing und Qi zu stärken. Sie müssen auch zu Shen (Geist) verfeinert und veredelt werden. Jing, Qi und Shen sind Drei in Einem, sind dasselbe, nur in unterschiedlichen Aggregatzuständen.

Jing, Qi und Shen sind miteinander vernetzt, fördern sich gegenseitig und halten die Balance untereinander. Mit einem ausgewogenen Übungsplan, bestehend aus bewegten Übungen, stillen Übungen und Meditationspraktiken, wirkt man auf Jing, Qi und Shen stärkend, fördernd, vermischend und transformierend ein.

## Himmel-Erde-Mensch (San Cai)

Die drei Potenzen (San Cai) des Lebens sind die drei Bereiche unseres Daseins, welche wir entwickeln und in Balance halten wollen. Das Konzept von Himmel-Erde-Mensch (Tian-Di-Ren) hilft uns, die geistigen Ansichten, Träume, Visionen und Inspirationen (Himmel) mit den Anforderungen des materiellen Lebens (Erde), der Beziehungen und des gesellschaftlichen Lebens in Kontext zu stellen. Im Verhältnis zu Erde entspricht Himmel dem Yang, Erde dem Yin. Dem Menschen obliegt es, die Balance von Yin + Yang, von Himmel und Erde, zu halten. Ein Großteil unserer Disbalance resultiert aus dem Konflikt, der sich ergibt, wenn man erkennt, dass sich die Vorstellungen und Erwartungen an das Leben nicht verwirklichen lassen. Vielleicht bekommt man keinen Job, kann seine Kreativität nicht leben, hat sich in Beziehungskonflikte verwickelt und lebt in einem Labyrinth, in dem man sich immer weiter verläuft. Der eine hat beruflichen Erfolg, ist wohlhabend und trotzdem nicht glücklich. Ein anderer weiß um spirituelle Höhen, möchte ein geistiges Leben führen, findet aber keine Akzeptanz dafür in seinen Beziehungen und seiner Familie und sein Vorhaben löst immer neue Konflikte aus. Viele können Himmlische Ausrichtung nicht leben, da sie mit dem Erwerb und der Versorgung mit materiellem Grundbedarf so beschäftigt sind, dass alle Bemühungen zur Balance zwischen Himmel und Erde scheitern. Himmel-Erde-Mensch ist ein philosophisches Konzept mit allem metaphysischen Tiefgang. Nach der Vorstellung der alten Meister hängt das materielle Leben mit dem geistigen Leben zusammen und befindet sich in Resonanz miteinander, im Großen wie im Kleinen.

Das alchemistische Laboratorium, in dem die grundlegenden Elemente (drei Schätze) umgewandelt werden, ist der Mensch selbst. Auch die Ebenen Himmel-Erde-Mensch finden sich in körperlichen Regionen, den Hauptenergiezentren.

## Dantian

Die energetischen Zentren des menschlichen Körpers fasst der Daoismus unter dem Begriff „Dantian“ zusammen. Es werden drei Hauptzentren beschrieben, welche sich in den Regionen von Kopf mit Nacken, Rumpf und Becken manifestieren. Diese Zentren sind durch Energiekanäle (Meridiane) miteinander vernetzt. In ihrem Zusammenspiel finden alchemistische Prozesse von Umwandlung, Veredelung und Transformation statt. Vor allem sind es die Leitbahnen, welche jeweils vorne und hinten auf den medialen Linien verlaufen, sowie der sogenannte Mittelkanal, der senkrecht den Dammpunkt (Huiyin) mit dem Scheitelpunkt (Baihui) verbindet.

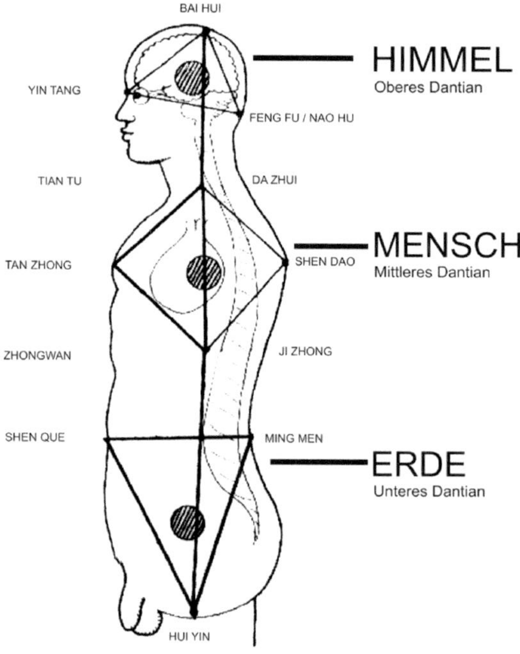


*Abb. 8*
*Die drei Dantian mit den grundlegenden Energiepunkten und dem Mittelkanal vom Huiyin zum Baihui.*

Die drei Dantian werden jeweils in neun weitere Bereiche eingeteilt. Sie umfassen Regionen, die als Flüsse, Seen, Höfe, Säle, Paläste, Durchgänge und Wandelgänge bezeichnet werden.

Oberes Dantian/Shangdantian

Im Oberen Dantian (Kopf) befinden sich ein Himmlischer Hof, der Palast des Verstandes, der Palast des Geheimnisvollen, der Palast des

Großen Kaisers, der Eingang in das Gehirn, eine Wartehalle und ein Ruheraum, der Heilige Palast des Oberen Dantian, der Palast des Quecksilbers und der Palast des Jadekissens. Das Obere Dantian steht für den Geist, für die mentalen Funktionen und die Steuerung der Organe. Der Aggregatzustand unserer Lebensenergie befindet sich hier in der feinsten Schwingungsfrequenz und bildet als Shen einen der drei inneren Schätze. Für unsere praktische Arbeit mit der Alchemie sind neben dem Kernzentrum drei Bereiche im Oberen Dantian von Bedeutung: Das Himmlische Auge (Yintang) zwischen den Augenbrauen, der Zugang zum Oberen Dantian (Nao Hu) am unteren Hinterkopf und der Scheitelpunkt, die Hundertfache Vereinigung (Bai Hui), mit dem wir am Himmel wie aufgehängt sind. Alle genannten Bereiche sind im Rahmen der Alchemie keine Punkte, sondern Flächen, die auch andere Akupunkturpunkte beinhalten.

Mittleres Dantian/Zhong Dantian

Das Brustzentrum umfasst drei Regierungssäle, den Palast der beweglichen Perle, einen Saal der Ruhe und vier Wandelgänge für den Durchgang. Beim eigenen Üben werden vorne die Bereiche der Brustmitte (Tan Zhong), die Kehlgrube, auch Himmelspfad (Tian Tu) genannt, und unterhalb des Solarplexusbereiches der Mittlere Kanal (Zhong Wan) erarbeitet. Im hinteren Brustbereich gilt es, die Mitte der Wirbelsäule (Ji Zhong), den Göttlichen Weg (Shen Dao) - gegenüber der Brustmitte -, und den Großen Hammer (Da Zhui) zu öffnen und durchlässig zu machen.

Unteres Dantian/Xia Dantian

Der energetische und körperliche Schwerpunkt des Menschen befindet sich im Unterbauch. Hier ist das Fundament der alchemistischen Arbeit. Hier sammeln sich die Essenz bzw. die Feinstoffe aller Substanzen. Schon bei den ersten Schritten der Übungspraxis wird das Bewusstsein auf die drei Dantian gelenkt. Das Untere Dantian ist der Schmelztiegel unserer Energien. Es umfasst einen Regierungssaal, zwei Durchgänge, die mit der Verdauung assoziiert werden, sowie zwei Bereiche, die das Meer des Atems bilden. Weitere vier Bereiche gelten als Verbotene Säle, die mit der Geschlechtlichkeit, den Keimdrüsen, Reinigungsorganen und der Ausscheidung in Verbindung gebracht werden. Drei Bereiche sind für die ersten Schritte in der Übungspraxis von Bedeutung: Vorne die Nabelmitte (Qi Zhong), auch Göttliche Grenze (Shen Que) genannt, hinten das Tor des Lebens (Mingmen), was auch als Hinteres Dantian gesehen wird, und im Dammbereich die Yinvereinigung (Huiyin). Alle alchemistischen Methoden arbeiten mit diesen drei Dantian und den Energieleitbahnen/Meridianen (Jing Luo). Dabei sind es vor allem die Energiekanäle, welche vorne und hinten die vertikale Mediallinie bilden. Der hintere Kanal wird als Gefäß des Herrschers (Du Mai), der vordere als Gefäß des Empfangens (Ren Mai) bezeichnet. Der Alchemist führt auf diesen Bahnen Energie, um sie zur Umwandlung und „Durchlichtung" zu vermischen und den verschiedenen Dantian zuzuführen. Das Führen und Leiten der Energie auf den Meridianen findet in den kleinen und großen Himmlischen Kreisläufen seine praktische Anwendung.

## San Jie

Die alten Dao-Meister sahen den Menschen als einen in drei Abschnitte unterteilten Körper, der ein Abbild der Idee von Himmel-Erde-Mensch und dem Konzept der drei Schätze, Jing, Qi und Shen, ist. Den Bereich des Kopfes und des Nackens rechneten sie dem Himmel zu, welcher von Shen, der geistig-psychischen Energie, kontrolliert wird. Den Rumpf mit Brust, Bauch und Rücken ordneten sie dem Menschen zu, welcher von Qi kontrolliert wird. Das Becken, die Nieren und die unteren Extremitäten bilden den Bereich der Erde, dessen Kontrolle dem Jing, der Lebensessenzenergie, obliegt. Himmel-Erde-Mensch ist die obere, untere und mittlere Region des menschlichen Körpers, deren energetische Zentren die drei Dantian sind.

# *Die praktische Seite*

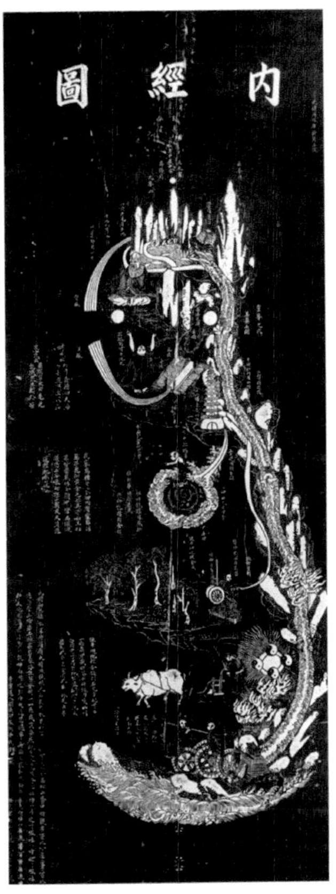


*Abb. 9*
*Mit dem praktischen Tun gelingt es, die inneren Landschaften zu erschließen und die drei inneren Schätze zu harmonisieren. Diese Darstellung, das Neijingtuo, stammt aus dem Tempel der weißen Wolken in Beijing und zeigt die Landschaften der Inneren Alchemie.*

# Die Ausbildung

Sich in der Alchemie der Balance ausbilden zu lassen, gelingt mittlerweile in fast jeder Stadt. Entsprechende Kurse werden in Erwachsenenbildungsstätten wie VHS oder Familienbildungsstätten, an Schulen, Universitäten und in privaten Einrichtungen angeboten. Es kommt aber immer wieder vor, dass der anfangende Laie sich in Kursen wiederfindet, die der Prozentrechnung in der Mathematik entsprechen, ohne dass er das kleine oder große Einmaleins kennt oder beherrscht. In einem solchen Kurs und mit den Wirkungen der Übungen kann man sich auch wohlfühlen, aber Hand und Fuß hat ein solches „Lernen“ nicht und darüber hinaus kann es Probleme aufwerfen. Auch den Dozenten gelingt es nicht immer, einen fundierten, aber leicht verständlichen Überblick über die Thematik, deren Konzepte und Prinzipien zu geben und methodisch von grob nach fein die theoretischen Konzepte praktisch erfahrbar zu machen. Qigong lernen und lehren ist wie Tee trinken. Will ich Tee ausschenken, sollte meine Kanne immer voll sein. Wie soll ich Tee ausschenken, wenn ich selbst nur ein Tässchen voll habe? Das heißt, als unterrichtende Person täglich selbst zu üben, sich korrigieren zu lassen und weiter zu lernen. Andererseits, was nutzt es mir als lernende Person, wenn ich der vollen Teekanne eine Tasse mit Deckel darauf entgegen strecke? Zumindest den Deckel sollte ich abnehmen. Wie viel Tee meine Tasse dann aufnehmen kann, ist abhängig davon, wie voll oder leer meine Tasse ist. Kann ich den Tee pur aufnehmen oder vermischt er sich mit dem, was schon in meiner Tasse ist?

Nicht selten will die lernende Person rasch vorwärts schreiten und versäumt, sich ein solides Fundament zu erarbeiten. Viele sammeln immer mehr Formen und Übungen in der Hoffnung, so das „Nichtverstehen“ auszugleichen. Es gibt keine Abkürzung, nur über eine gute Basis mit einer klaren Zielsetzung kommt man zum Erfolg. Ohne regelmäßiges, tägliches Üben und die dabei gemachten Erfahrungen, lassen sich die grundlegenden Theorien nicht richtig verstehen. Durch die Praxis sind viele vertiefende Theorien erst entstanden. Und nicht jeder muss, um es wieder am Beispiel des Rechnens zu sagen, Algebra beherrschen. Für den Hausgebrauch reichen das kleine und das große Einmaleins. Damit sollte man anfangen, wer will und dafür auch die Zeit hat, kann sich ja weiterentwickeln.

Die der angewandten Alchemie zugrundeliegenden Ideen und Konzepte sind für uns „Westler" zunächst einmal kulturfremd und werden mit fremdartigen Umschreibungen vermittelt. Das bietet Projektionsfläche für Fehlinterpretationen und Mystifizierungen. Reichlich mystisch-esoterischer Firlefanz muss herhalten, um eigenes „Nichtverstehen" auszufüllen oder Eitelkeit und Profilierungssucht zu nähren. Die Alchemie ist einfach und pragmatisch erlern- und anwendbar, wenn man beim Lernen systematisch, Schritt für Schritt, unter kompetenter Führung, mit sinnvollen Zielsetzungen und Methoden vorgeht.

## Warnung

Qigong ist eine der sichersten Methoden der Welt. Trotzdem birgt falsch angewandte Alchemie auch negative Reaktionen und Wirkungen. Folgen Sie daher korrekt den angegebenen Methoden. Erzwingen Sie nichts, halten Sie sich an das rechte Maß, auch was Konzentration, Vorstellung und Visualisierung betrifft. Negative Wirkungen und Phänomene, wie z.B. Beklemmung, Unwohlsein, Schmerzen oder das Ansteigen der Herzfrequenz, haben sehr oft ihre Ursache in einem Zuviel, einem gezwungenen und zu angestrengten Üben. Das resultiert in einer energetischen Disbalance, wie z.B. einer Fülle im Kopf- oder Brustbereich und dem Verlust der Mitte. Die chinesischen Lehrer sprechen von einer Fülle oben und einem Austrocknen unten. Zu starke Atemforcierung in den Unterbauch wird zu einer energetischen Blockade oder gar zu Verstopfung führen. Beachten Sie die auf den folgenden Seiten beschriebenen Aspekte wie Natürlichkeit, rechtes Maß und Lösen und Loslassen, werden Sie keine negativen Wirkungen provozieren. Anders ist das bei gesundheitlichen Problemen, bei denen Sie therapeutischen Rat einholen und sich mit einem Qigong-Lehrer beraten sollten. Bei bestehender Gelenkarthrose muss die Methode, Belastung und Übungsdauer entsprechend der Art und des Stadiums der Erkrankung gewählt werden. Frauen mit starker Monatsblutung oder der Neigung zu Uterusvorfällen sollten nicht zu stark im Unterbauch üben. Bei niedrigem Blutdruck und der Neigung zur Ohnmacht sollten wir die Yang-Aspekte in der Übung etwas mehr betonen, wie z.B. die Augen offen lassen, die Ausrichtung am Scheitel und darauf achten, nicht zu erschlaffen. Menschen mit psychischen, mentalen oder neurologischen Erkrankungen, wie z.B. Epilepsie, vor allem wenn sie Psychopharmaka oder Neuroleptika einnehmen, sollten nur in Absprache und Betreuung mit ihrem Therapeuten und Qigong-Lehrer Übungen erlernen und praktizieren.

Man braucht eine normale psychische Belastbarkeit und verantwortungsbewusstes Herangehen an das Üben, damit unsere Praxis nicht zum Auslöser oder Verstärker nervlicher oder psychischer Störungen wird! Steigern Sie sich nicht in ihr Üben hinein! Bleiben Sie auf dem Boden! Der Qigong-Lehrer Kenneth Cohen prägte schon Ende der 1970er Jahre die Begriffe „Qigong-Psychose“ und „psychotische Qigong-Reaktion“ als Übersetzung des chinesischen Ausdrucks „Zuo huo ru muo“ (Feuer wild, Teufel kommen herein). Die Chinesen bezeichneten so Wahnvorstellungen, welche durch falsches, extremes Üben entstehen können. Im Zweifelsfalle beraten Sie sich mit Ihrem Therapeuten und üben Sie unter persönlicher Anleitung eines geschulten Qigong-Lehrers.

Lassen Sie sich beraten bei:

- fehlender psychischer Belastbarkeit,
- psychischen, mentalen oder neurologischen Erkrankungen,
- akuten, entzündlichen Erkrankungen des Halte-Stützapparates, vor allem der Gelenke,
- Einnahme von starken Medikamenten, besonders Psychopharmaka,
- Alkohol- oder Drogenmissbrauch,
- nach Operationen,
- in der Schwangerschaft.

Die meisten Qigong-Krisen entstehen fast ausschließlich durch falsche oder exzessive Praxis. Halten Sie sich an die Vorgaben und gehen Sie Schritt für Schritt vor! Lassen Sie Ihrem Körper und Energiesystem Zeit zu wachsen. Wer erstmalig in einem Fitnessstudio trainiert, wird auch nicht gleich zu viele Kilos aufpacken. Beginnen Sie nicht gleich mit Prozentrechnung, sondern lernen Sie erst mal das kleine Einmaleins! Nehmen Sie Ihre alchemistische Praxis ernst. Die Übungen tun ihre Wirkungen! Setzen Sie sich klare Ziele und lernen Sie die Grundbedingungen des richtigen Übens wie z.B. zur Ruhe kommen, im Unterbauch ankommen und gut ausgerichtet sein! Seien Sie sich gewiss, dass, wenn Sie korrekt und regelmäßig üben, es zu Veränderungen kommen wird, mit denen Sie oder die Menschen mit denen Sie leben so nicht gerechnet haben! Sprechen Sie mit Ihrer Familie, Ihrem Partner, was Sie mit Qigong erreichen wollen und dass sich etwas verändern kann.

Die hier vorgestellten Methoden und Übungen sind sorgfältig ausgewählt und zusammengestellt und es wird bei sachgerechtem Üben auch nichts passieren.

Qigong allein aus Büchern oder von DVDs zu lernen ist nicht ratsam. Es empfiehlt sich immer, mit einem erfahrenen Qigong-Lehrer zusammen zu arbeiten. Glauben Sie nicht, dass sich nach ein paar Wochen des Übens alles zum Positiven verändert hat. Bleiben Sie am Ball, übertreiben Sie nicht und schaffen Sie sich ein gutes Fundament für Ihr weiteres Üben. Die hier vorgestellten Methoden, Techniken und Übungen sowie deren Aspekte sind grundlegend und sollten Schritt für Schritt ausgearbeitet werden. Alle Einzelschritte und Aspekte fügen sich zu einem Ganzen und zielen auf ein solides Fundament, auf dem Sie Ihr persönliches Potenzial entwickeln können. Kreieren Sie keinen Übungsstress, weil Sie schnell voran kommen wollen. Erkenne Dich selbst: Wie ist meine Grundkonstitution? Wie meine Tageskondition? Mehr Yin oder mehr Yang? Neige ich zu Aktivität oder eher zu Passivität? Erkenne ich mich selbst, Schritt für Schritt, finde ich in den hier vorgestellten Übungen immer das passende Werkzeug, um die Balance herzustellen und zu halten. Neben dem Erkennen des Yin + Yang-Prinzips in unserer Grundkonstitution, lässt sich dieses Prinzip auch für das Erkennen unserer Tageskondition anwenden. Wir sollten mit dem Yin + Yang-Prinzip arbeiten und es von grob nach fein, von einfach bis komplex anzuwenden lernen.

Erkenne und kläre Dich selbst,
dann erkenne und kläre Deine Beziehungen,
dann erkenne Deine Aufgabe und wirke in der Gesellschaft.

Auch hier die Warnung, nicht zu kompliziert und aufgesetzt theoretisch an Qigong heranzugehen. Nur so viel Theorie, wie ich für korrektes Üben brauche. Nur auf der Grundlage ausreichender und regelmäßiger Praxis und den dabei gemachten Erfahrungen, kann ich fortgeschrittene Theorie richtig einschätzen und überhaupt verstehen.

Orientieren wir uns am Selber-Tun und Selbst-Erfahren sowie an den gesetzten Zielen und den erreichten Wirkungen, beherzigen wir die Warnungen und beachten folgende Regeln, werden wir risikolos Boot und Steuermann verbessern und aufeinander abstimmen können:

- Üben Sie nicht mit vollem Bauch oder wenn Sie sehr hungrig sind!
- Üben Sie an Orten, die Ihnen gut tun, bei schlechtem Wetter drinnen!
- Schützen Sie sich vor Wind und praller Sonne!
- Haben Sie gesundheitliche Störungen auf körperlicher, psychischer oder mentaler Ebene, dann lassen Sie sich beraten!
- Qigong ersetzt keine Therapie, sondern ergänzt sie!
- Übungen müssen auf Ihre individuelle Situation abgestimmt sein!
- Schmerzen und Unwohlsein sind Zeichen dafür, dass etwas nicht stimmt!
- Eine Stunde vor und nach dem Üben keine sexuellen Exzesse!
- Nicht unter Medikamenteneinfluss, besonders Psychopharmaka, sowie unter Alkohol- oder Drogeneinfluss üben!

- Bei Erschrecken, zunehmender Unruhe, Angst oder Beklemmung mit der Methode aufhören, zur Ruhe kommen und im Unterbauch sammeln!
- Haften Sie nicht mit Ihrer Aufmerksamkeit an störenden oder verlockenden Gedanken, Bildern, Gefühlen oder Körpersensationen wie Kribbeln, sexueller Erregung, Wärme, Zuckungen und dergleichen!
- Folgen Sie ausschließlich der Methode und seien Sie neutraler Beobachter!

Bei einigen Übungen, wie z.B. bei der Stehenden Säule oder bei Entspannungsübungen, kann es zu veränderten Wahrnehmungen bis Befindlichkeitsstörungen kommen. Oft zeigen diese auf, dass es Blockaden gibt und die Energien des Körpers sich balancieren. Das sind Prozesse, durch die man hindurch muss. Bei Unsicherheiten fragen Sie ihren Lehrer.

Man sucht mit der Praxis der Alchemie keine Sensationen. Wenn sie kommen, gut! Aber man beachtet sie nicht weiter. Keimen Bilder oder Gedanken und Gefühle auf, egal ob schön oder furchterregend, lässt man sie ziehen und richtet die Aufmerksamkeit auf die Vorgaben der Übung. Alles ist in uns vorhanden, der Sünder wie der Heilige. Egal, was man auch beim Üben erlebt, durch Beachtung verstärkt man es! Bedenken Sie, dass mit Zunahme der Übungserfahrung all Ihre Kräfte wachsen und wir sie nicht gleich einschätzen oder kontrollieren können. Das birgt die Verantwortung, aufzupassen was wir wie denken, sagen oder tun. Die Steine, die man ins Wasser wirft, schlagen dann höhere Wellen. Unsere Aktionen und Reaktionen kommen mit mehr Kraft. Man kann lernen, das positiv zu nutzen, z.B. als Therapeut oder zur Selbstverteidigung. Passt man aber nicht auf, wächst uns unser Potenzial über den Kopf.

Der Mensch ist Sender und Empfänger, soll aber eines nach dem anderen tun. Ein Teil der Übungspraxis übt das Empfangen, das genauer Wahrnehmen und Erkennen, damit wir lernen, besser mit uns und der Umwelt umzugehen. Um besser empfangen zu können, pflegen viele Praktiker das Schweigen oder gehen an stille Orte. Uns reicht es, einfach mal ruhig zu sein und das um uns herum zum Zuge kommen zu lassen. Nutzen Sie die Übungen nicht zur Flucht vor der Wirklichkeit, sondern sehen Sie sie als ein Werkzeug an, welches man immer mit sich führen kann, das nichts wiegt und nicht verschleißt. Wie Künstler oder Farmer können wir damit an uns arbeiten, die Kunst dabei ist, mit dem Werkzeug umgehen zu können und mit wenig viel zu erreichen. Wir müssen nicht gleich alle daoistische Unsterbliche werden. Es reicht, erst einmal zu Sinnen zu kommen und seinen Fokus auf die Ausbildung guter Grundlagen zu richten. Bringen Sie nicht unnötigen mystischen Firlefanz mit in Ihr Üben.

Durch regelmäßige Praxis verfeinert man seine Wahrnehmung und Sensibilität. Das führt dazu, dass man den Dingen tiefer auf den Grund schauen kann. Nicht immer will man das alles wissen, sehen, hören oder fühlen. Konsumiert man die Übungen nicht nur, sondern arbeitet mit ihnen, wird man erkennen und lernen, damit umzugehen. Auch hier gilt es, nicht anzuhaften und seine Aufmerksamkeit auf das zu lenken, was man will!

Wer sich also mit der Alchemie „waschen“ will, muss sich auch „nass“ machen. Für denjenigen, der folgen kann, gibt es Landkarten, damit er einfach und direkt von A nach B kommen kann. Und das sind die Methoden.

# Grundlagen des Übens

## Methode und Zielsetzung

Unter „Methode“ verstehen wir den Weg des Übungsablaufes mit seinen Vorgaben und Aspekten. Eine Karte eben, die uns zum Ziel leiten kann. Diesem Plan sollten wir folgen und nichts auslassen oder dazutun. Die hier vorgestellten „Karten“ haben sich bewährt und sind entsprechend der Zielsetzung sehr wirkungsvoll. Alle Methoden folgen ausschließlich der Idee des Dao und dem Prinzip von Yin + Yang. Es kommt nicht darauf an, wie viele Methoden ich erlernt habe, sondern dass ich die Grundlagen beherrsche und die Methoden so wähle, dass ich das erreiche, was ich erreichen möchte. In China hält man sich an die 100-Tage-Regel, bei der eine Methode über 100

Tage täglich geübt wird. Dann kann man zu einer anderen Methode wechseln und die gelernte in sein „Schatzkästchen“ legen, um bei Bedarf darauf zurückzukommen. Im Qigong gibt es eine Vielzahl von Methoden mit unterschiedlicher Zielsetzung, Herkunft und unterschiedlichen Hintergründen. Die Methode ist ein Werkzeug und ich muss wissen, was ich mir erarbeiten möchte, und wie ich mit dem Werkzeug umzugehen habe. Jede Methode, Technik oder Übung sollte eine Zielsetzung haben. Kein Werkzeug nutzt mir etwas, wenn ich damit nicht auf ein Ziel hinarbeite. Mit dem Hammer wahllos an die Wand zu schlagen hat keinen Sinn. Es reicht, wenn ich einige Male auf den Nagel schlage! Wir brauchen eine klare Zielsetzung, damit wir nicht wahllos durch Übungen huschen. Wir wollen ja nicht wie eine herzschlagbeschleunigte Elfe um eine esoterische Lampe schwirren und keine Bodenhaftung haben. Ein und dieselbe Methode kann verschiedene Zielsetzungen haben, wie ein Gefäß, in das ich unterschiedliche Inhalte einfüllen kann. Es empfiehlt sich, zunächst Ziele zu wählen, die mir helfen, Grundanforderungen zu erfahren und zu beherrschen. Zuerst krabbeln, dann stehen, gehen und rennen, eines nach dem anderen. Unrealistische Zielsetzungen führen nicht zum Erfolg, sondern schaffen Frustration und Resignation. Schaffen wir es, Schritt für Schritt zu gehen, können wir sicher sein, dass wir nicht stürzen oder uns verausgaben, sondern unsere Reise in die Mitte genießen können. Auf das Wesentliche zu reduzieren, birgt die Erfüllung im Einfachen, d.h. mit einfachen Übungen schnell viel zu erreichen.

Methode und Zielsetzung dienen dem Wahrnehmen, Erkennen, Verstehen und Anwenden und führen letztlich dahin, dass ein klarer Geist wieder zum Steuermann seines Bootes wird.

## Ziele der Praxis

Im Folgenden können wir Schritt für Schritt das Fundament aufbauen, um schließlich die gesteckten Ziele zu erreichen. Wir sollten unser Üben nicht einfach abspulen, sondern mit Pionier- bzw. Entdeckergeist in unsere innere Welt reisen, ohne das Außen zu verlieren. Bevor wir zu den praktischen Übungen übergehen, nehmen wir uns noch die Zeit, die grundlegenden Anforderungen für unser Üben der Reihe nach zu beleuchten. Wir zielen zunächst auf das Lockern des physischen Körpers (Fang) und auf das Lösen des Geistes und der Psyche (Song), damit in Anspannung gebundene Energie frei werden kann und unser Energiekörper Raum bekommt. Haben wir unser Zentrum der Kraft, unseren Unterbauch, entdeckt, installiert und gestärkt, können wir unter Berücksichtigung des Prinzips der Balance 10.000 Wege gehen. Wo die Suche endet, beginnt der Weg. Die hier vorgestellten Methoden und Übungen haben allein das Ziel, die ersten Kontakte mit unseren inneren Landschaften herzustellen und ein wirkungsvolles Fundament für unser weiteres Fortschreiten in der Alchemie der Balance zu schaffen. In welche Richtung wir dann weitergehen, ist zunächst nicht von Bedeutung.

Alle verschiedenen Stilrichtungen und Spezialisierungen haben die gleichen grundlegenden Anforderungen. Das Praktizieren der angewandten Alchemie ist wie eine Medizin für uns. Zum Anfang beginnt man mit einer niedrigen Dosis, die man einmal am Tag einnimmt. Gleich die Höchstdosis einzunehmen, schadet mehr, als dass es uns hilft. Die Ziele unserer Praxis erarbeiten wir uns durch die Beantwortung der Frage, WAS wir denn durch Qigong erreichen wollen. Möchte ich etwas für meine Gesundheit tun? Möchte ich meine therapeutischen Fähigkeiten verbessern, meine physische und mentale Leistungsfähigkeit optimieren? Möchte ich meine sportlichen Aktivitäten ausgleichen oder möchte ich mich spirituell weiterentwickeln? Die Vielfalt der Qigong-Übungen bietet für vielerlei Zielsetzungen entsprechende Übungen.

Die Alchemie der Balance eröffnet einen langen, tiefgreifenden und spannenden Weg, der mit den ersten Schritten beginnt und nach dem Beherrschen der praktischen und theoretischen Grundlagen in viele verschiedene Richtungen gegangen werden kann.

Mit den ersten Schritten erarbeiten wir uns die Grundanforderungen der Vorbereitung des Qigong-Übens. Das Ziel ist der Qigong-Zustand (Rujing), aus dem heraus wir erst Qigong üben und die nächsten Schritte erarbeiten können.

# Grundanforderungen

Die ersten Übungen auf dem Weg der angewandten Alchemie beziehen sich auf grundlegende Anforderungen und Vorbereitungen, welche einen Harmonisierungsprozess einleiten, der über mehrere Stufen vertieft werden kann und zur „höchsten Harmonie" führt. Im Allgemeinen benennt man vier Bereiche, in denen die Grundanforderungen erarbeitet werden. Diese vier Bereiche fließen als Teilaspekte zu einem Ganzen zusammen:

Die vier Bereiche sind:

1. Ausrichtung (körperlich und geistig),
2. Lösen und Absenken des Qi,
3. Sammeln des Qi in den drei Dantian,
4. Qi fließen lassen (passiv und aktiv).

Ausrichtung

Hier differenziert man zwischen geistiger und körperlicher Ausrichtung. Den Geist ausrichten, das heißt zunächst nichts anderes, als sich auf die Übung einzustellen und einzulassen, die Aufmerksamkeit anstatt auf die Alltagssorgen und Geschäftigkeiten auf das Üben zu richten, sich dem Üben zu öffnen.

Mit körperlicher Ausrichtung ist vereinfacht gemeint, sich aufrecht, nach oben wie aufgehängt, nach unten gelöst, durchlässig und verwurzelt zu halten und den körperlich-energetischen Schwerpunkt im Unterbauch zu positionieren.

Eine korrekte Haltung ist allerdings wesentlich komplexer und muss in ihrer Tiefe erst erarbeitet werden. Am besten unter kompetenter Führung mit Korrekturen durch einen Lehrer. Wichtigste Prinzipien der Haltungsausrichtung sind: Entspannen und Lösen (Quan Shen Fang Song = der ganze Körper), das Öffnen der Gelenke (Quan Jie Song Kai = alle Gelenke), den Nacken „leeren" und die Energie zum Scheitel steigen lassen (Xu Ling Ding Jing), den Kopf am Scheitel aufhängen (Ding Tou Xuan) und die Zunge den Gaumen berühren lassen (She Ding Shange). Des Weiteren die Schultern fallen lassen und die Ellenbogen senken (Chen Juan Zhui Zhou), Brust und Rücken zentriert und aufrecht halten (Zhong Zheng), das Brustbein lösen und senken, damit sich der Rücken anhebt (Han Xing Ba Bei), Hüften und Leisten lösen (Song Kua). Bei all dieser Ausrichtung soll man die Vorstellungskraft nutzen und nicht mit Kraft oder Anstrengung die Haltungsaspekte erzwingen (Yong Yi Bu Yong Li).

Nicht die Haltung kommt aus der Kraft, sondern die Kraft kommt aus der Haltung.

Lösen und Absenken des Qi

Muskelanspannung bindet Energie, welche sich durch Entspannung löst. Durch eine optimierte Körper- und Geisteshaltung vertieft sich Entspannung und mehr Energie löst sich aus der Muskulatur, den Organen und dem Nervensystem. Diese gelöste Energie soll nach unten fließen, bzw. mit Vorstellungskraft abgesenkt werden. Ein Absenken des Qi geht immer mit Lösen und Entspannen einher. Verbessertes Lösen und Entspannen wird durch entsprechende Haltungskorrektur möglich. Es gilt, über Haltungskorrektur zur Muskel-Sehnen-Entspannung und über Muskel-Sehnen-Entspannung zur inneren Ruhe zu kommen.

Sammeln des Qi in den drei Dantian

Das abfließende Qi führt man mit der Vorstellungskraft (Yi) zunächst in das Untere Dantian, wovon nur 10 - 20% der Energie bis in die Füße weiter sinken. Es ist sehr wichtig, das Untere Dantian zu füllen. Der Unterbauch ist das Zentrum der Kraft und hier sollte sich der psychische und energetische Schwerpunkt befinden. Durch das Lösen und Senken des Brustkorbes kann „das Feuer des Herzens“ absinken und im Unteren Dantian abkühlen bzw. unter Kontrolle gehalten werden.

Qi fließen lassen

Hier unterscheidet man zwischen passivem und aktivem Fließen-Lassen. Ist Energie durch optimierte Haltung und Entspannung gelöst, abgesenkt und im Unterbauch zentriert, wird Energie ohne eigenes Dazutun, passiv, frei im Körper zirkulieren können. In diesen freien, natürlichen Energiefluss lässt sich aktiv eingreifen, indem man mit Vorstellungskraft die Energie sanft leitet und führt, wie z.B. beim Kleinen Himmlischen Kreislauf (Stille Übung) oder beim Taijiquan (Bewegte Übung).

## Experimentelle Vorübungen

Wahrscheinlich scharrt der eine oder andere Leser jetzt schon mit den Hufen und möchte endlich praktische Erfahrungen machen. So fangen wir mit Vorübungen an, in denen wir die genannten Teilbereiche der grundlegenden Anforderungen praktisch kennen lernen.

Der Sinn und Zweck der Vorübungen besteht lediglich darin, erste Wahrnehmungen und Erfahrungen mit dem Nach-Oben- und Nach-Unten-Ausrichten, dem Lösen und Loslassen sowie dem Im-Unterbauch-Ankommen zu machen. Es empfiehlt sich, spielerisch und unkompliziert, aber aufmerksam mit den Übungen umzugehen. Zu hohe Ansprüche oder komplexe Theorien sind eher hinderlich. Machen Sie es sich einfach, folgen Sie der Methode in dem angegebenen Zeitraum. Nicht mehr und nicht weniger! Vergleichen Sie Ihr Befinden vor und nach dem Üben. Ist das Ziel entsprechend der Zielsetzung erreicht? Üben Sie die Vorübungen regelmäßig, bis Sie sie leicht und korrekt durchführen können, aber auch das Ziel der Übungen erreichen. Die Vorübungen entsprechen der Vorbereitungsphase unseres Übens und bereiten auf die eigentliche Übungsphase vor. In der Vorbereitungsphase sollen wir am Scheitel wie aufgehängt, nach unten gelöst und im Unterbauch gesammelt sein. Körper und Geist sollten ruhig geworden sein. Mit der im Unterbauch gesammelten Energie können wir, je nach Methode und der Übungsphase entsprechend, arbeiten. In der Abschlussphase wird die frisch aufgenommene und gelöste Energie wieder im Unterbauch eingesammelt und zentriert.

## Übung I

Im Sitzen

**Zielsetzung:**

Zur Ruhe kommen und Ruhe halten

**Vertiefende Ziele:**

- Verbindung zu Himmel und Erde schaffen
- Lösen und Senken des Qi
- Auffüllen der Dantian
- Klares vom Trüben trennen

**Übungsdauer:** 5-15 Minuten

**Beobachten:**

- Oben wie aufgehängt sein und nach unten schwer werden
- Lösen und Loslassen von Wirbelsäule und Unterbauch
- Im Unterbauch ankommen

**Vorstellung:**

- Am Scheitel wie aufgehängt, den ganzen Körper beim Ausatmen, Stück für Stück, von oben nach unten, lösen und loslassen.
- Wirbelsäule hängt.
- Füße tief verwurzelt.
- Alles im Unterbauch sammeln.

**Methode:**

- Sitzen Sie aufrecht, am Scheitel wie aufgehängt.
- Fühlen Sie Ihre Füße.
- Die Wirbelsäule ist hängend gelöst, das Becken aufgerichtet.
- Lösen Sie Ihren Unterbauch.
- Während des Ausatmens den Körper, Region für Region, von oben nach unten, hängend lösen und loslassen.
- Nicht zusammensacken!

- Lösungsenergie in den Unterbauch fließen lassen.
- Mit jedem Ausatmen den ganzen Körper, Stück für Stück, von oben nach unten, hängend lösen und loslassen.
- Lösungsenergie immer wieder in den Unterbauch fließen lassen.
- Wiederholen Sie den Vorgang des Lösens vom Scheitel zu den Füßen 3-mal.
- Dann sammeln Sie Ihre Aufmerksamkeit im Unterbauch.
- Sacken Sie nicht zusammen!
- Lösen Sie sich von Ihren Gedanken, Vorstellungen sowie Gefühlen und lassen Sie sie ziehen, gleichzeitig Brustkorb und Stirn lösen
- Die Atmung wird nicht mehr beachtet.
- Sitzen Sie so eine Weile.

Zum Abschließen der Übung korrigieren Sie das „Wie-aufgehängt-Sein", die Verwurzelung der Füße und den Unterbauch.

Lösen Sie noch einmal die Wirbelsäule von oben nach unten und den Unterbauch.

**Zusatzinformationen:**

Unterscheiden Sie zwei Energiequalitäten:

1. Die Lösungsenergie, welche durch Lösen und Loslassen nach unten fließt, also das Fleisch, was nach unten zieht.
2. Die Energie der geistigen Aufmerksamkeit, welche uns *oben wie aufgehängt* hält.

Das Klare trennt sich vom Trüben. Das Yang strebt nach oben, das Yin nach unten. Mit dieser Übung sollen Sie nur erste Erfahrungen mit Polarisieren, Lösen und Loslassen sowie Zentrieren machen. Als Wirkung sollten wir ruhiger werden.

Sollten sie unruhiger werden, ist oft das Brustbein nicht korrekt gesunken, was ein Abfließen der Energie verhindert. Solche Blockaden lassen sich durch eine Haltungskorrektur beseitigen. Versuchen Sie nach drei Übungsdurchgängen des Lösens, Gedanken, Bilder,

Emotionen und Qi-Gefühle loszulassen. Richten Sie dann Ihre Aufmerksamkeit auf die Ruhe.

### Übung II

Im Liegen

**Zielsetzung:**
- Lösen und Loslassen
- Zur Ruhe kommen

**Übungsdauer:** 10-20 Minuten

**Beobachten:**
- Lösen
- Einsinken

**Vorstellung:** Körper in Richtung Liegefläche lösen, loslassen und in die Liegefläche einsinken lassen.

**Methode:**
- Liegen Sie bequem, die Knie und den Nacken auf einem Kissen.
- Spüren Sie Ihren Scheitel und Ihre Füße.
- Lösen Sie Ihren Unterbauch.
- Während des Ausatmens lösen Sie den gesamten Körper.
- Spüren Sie, wie Ihr Körper mit jedem Ausatmen gelöster wird und in die Liegefläche einsinkt.
- Wiederholen Sie das Lösen und Einsinken mit 20 Atemzügen.
- Dann richten Sie Ihre Vorstellung und Aufmerksamkeit in den Unterbauch und lassen alles andere los.
- Beim Beenden der Übung spüren Sie Scheitel, Füße und Unterbauch und richten sich langsam wieder auf.

**Zusatzinformationen:**

Nutzen Sie Ihre Vorstellungskraft in der Ausatemphase, um den Körper zu lösen und einsinken zu lassen. In der Einatemphase hat man keine Vorstellung. Vielleicht schlafen Sie bei der Übung ein oder werden sehr müde. Das ist ein Zeichen, dass Sie schlafen sollten. Müssen Sie bei den Lösungsübungen immer wieder gähnen, kann das, neben Ihrer Müdigkeit, auch ein Hinweis auf Sauerstoffmangel aufgrund schlecht durchlüfteter Örtlichkeiten oder zu flaches Atmen sein.

**Übung III**

Im Stehen

Verbindung von Himmel und Erde

**Zielsetzung:**

- Entgegen ziehende, -zerrende Kräfte wahrnehmen
- Im Unteren Dantian sammeln
- Erste Erfahrungen mit Haltungskorrektur
- Auf drei Säulen ruhen

**Übungsdauer:** 5-15 Minuten

**Beobachten:**

- Oben wie aufgehängt, nach unten lösen, schwer werden, im Unterbauch sammeln
- Wirkungen sanfter Haltungskorrektur
- Zwei entgegen ziehende Kräfte

**Vorstellung:**

- Nach oben wie aufgehängt
- Nach unten gelöst, schwer, durchlässig
- Im Unterbauch gesammelt
- Auf unsichtbarem Hocker sitzen

**Methode:**

- Stehen Sie aufrecht in schulterweit geöffnetem Stand.

- Die Füße zeigen parallel nach vorne.
- Die Arme hängen seitlich am Körper.
- Am Scheitel wie aufgehängt.
- Füße sind tief verwurzelt.
- Lösen Sie die Knie, Leisten und setzen Sie sich leicht nach hinten unten, auf einen unsichtbaren Hocker. Stehen Sie stabil!
- Nutzen Sie die Ausatmung, um den Körper Stück für Stück von oben nach unten zu lösen. Sinken und lösen Sie vor allem innerlich.
- Korrigieren Sie ihre Haltung so, dass mit fortschreitendem Lösen die Fußbelastung größer wird.
- Mit jeder Ausatemphase lösen Sie vom aufgehängten Scheitel den Körper, Region für Region, nach unten, ohne zu schlaff zu werden.
- Lösungsenergie lassen Sie in den Unterbauch fließen.
- Wiederholen Sie das Von-Oben-Nach-Unten-Lösen 5-mal hintereinander.
- Dann spielen Sie sanft mit Ihrer Haltungsstruktur, bis Sie diese soweit korrigiert haben, dass ein angenehmes Kraftgefühl im Unterbauch entsteht und Sie mit geringster Anstrengung die Haltung aushalten können.
- Zum Abschluss sammeln Sie Ihre Aufmerksamkeit im Unterbauch, spüren Scheitel und Füße, lösen die Wirbelsäule und den Unterbauch und kommen langsam aus der Übung heraus.

**Zusatzinformationen:**

Sie stehen gut, wenn Ihre beiden Füße gleich belastet sind, Sie ein hängendes Gefühl haben und der Unterbauch sich gut anfühlt. Es kommt vor allem darauf an, dass Sie wahrnehmen, wie Fleisch sich löst, entspannt und nach unten zieht (Yin), und dass Ihr Geist Sie nach oben aufrecht hält (Yang). Die sich lösenden Energien fließen in den Unterbauch und ein Teil über die Hüften in die Beine und weiter tief in die Erde. Spielen Sie mit dem Falten der Leisten und den Hüftgelenken, um die durchlässigste Hüftstellung zu finden. Dass die

Beinbelastung dabei zunimmt ist natürlich, da wir die Gravitationskräfte durch das Lösen der Hüften weiter in die Beine fließen lassen.

## Abschließen der Übung

Jedes Üben sollte nicht abrupt beendet werden. Wir lassen uns Zeit, langsam aus dem Erleben der Übung herauszukommen. Am Anfang des Abschließens steht die mentale Ausrichtung, das Vorhaben, die Übung zu beenden. Diese Vorstellung ist wichtig, weil wir die Vorstellungskraft mit ihren Wirkungen vom Durchführen der Methode abziehen und auf den Abschluss ausrichten. Diese Vorgehensweise sichert die Kontrolle der „zehn Tiger", worauf ich später noch zu sprechen komme. Zunächst findet jede Übung ihren Abschluss im Unterbauch, wo alle Energien sich sammeln.

<u>Beispiel einer Abschlussmethode bei Stillen Übungen:</u>

- Am Scheitel wie aufgehängt, nach unten hängend gelöst, mit den Füßen fest in der Erde verwurzelt.
- Im Unterbauch sammeln.
- Wirbelsäule hängend von oben nach unten lösen.
- Unterbauch lösen.
- Beide Handflächen übereinander auf den Unterbauch legen.
- Mit der Zunge im Mund 24-mal in jede Richtung kreisen.
- Den gesammelten Speichel in drei Portionen schlucken und bis in den Unterbauch führen.
- Zehen und Finger sanft bewegen.
- Augen öffnen, ohne zu sehen.
- Der Blick bleibt unscharf.
- Dann den Blick von innen nach außen richten - Unterbauch bleibt Schwerpunkt.
- Die Übung ist jetzt abgeschlossen.
- Ab hier empfiehlt sich auch eine Selbstmassage.

**Zusatzinformationen:**

Jede Übung wird in eine Vorbereitungsphase, eine Übungsphase und eine Abschlussphase unterteilt. Jede dieser Übungsphasen hat eine entsprechende Zielsetzung. Vereinfacht gesagt, lösen wir Energie in der Vorbereitungsphase und sammeln sie im Unterbauch, um mit ihr in der Übungsphase zu arbeiten, sie z.B. zu leiten und zu führen. In der Abschlussphase wird die in Bewegung gebrachte Energie wieder im Unterbauch eingesammelt. Gehen Sie der Reihe nach vor. Bei bewegten Qigong-Übungen wird mit den Armen eine einsammelnde, runde Bewegung in verschiedenen Varianten ausgeführt (Shou Shi), die am Unterbauch endet. Zum Schluss ist eine Selbstmassage angebracht. Sie können zunächst Ihre Handflächen reiben, bis sie sehr warm oder heiß geworden sind. Legen Sie die heißen Handflächen auf die Augen und nehmen Sie die Wärme über die Augen auf. Dann waschen Sie sich trocken mit den Handflächen durchs Gesicht. Harken Sie mit den Fingerkuppen der gespreizten Finger über Ihre Kopfhaut nach hinten. Reiben und massieren Sie Ihre Ohren und Augenhöhlen. Reiben Sie mit den Handflächen Fußsohlen und Nieren. Bei allem bleibt der Unterbauch gelöst und Zentrum der Hauptwahrnehmung. Bewahren Sie auch nach dem Üben Ihr gelöstes Bauchgefühl. Bleiben Sie so lang als möglich auf Empfang und senden Sie nicht.

Wurden die vier Teilbereiche der Grundanforderungen grob erfahren, erarbeitet und zu einer Einheit zusammengeführt, hilft die Betrachtung weiterer Teilaspekte des Übens.

<u>Aufrechtsitzen</u>

Aufrechtsitzen bezieht sich auf die Wirbelsäule, die sanft „lang“ gemacht wird. Dazu wird zunächst das Becken aufrecht gestellt, damit die Wirbelsäule ein Fundament hat. Oft sackt man im Becken ab oder richtet es nicht auf, da man glaubt, so im Hohlkreuz zu sitzen. Durch das Aufrichten des Beckens wird die Vorgabe, mit dem Damm-Bereich auf der Stuhlkante zu sitzen, klarer. Dabei sollten die Genitalien frei von Druckbelastung sein. Beim Aufrichten des Beckens und dem „Lang-Machen“ der Wirbelsäule wird oft das Brustbein nach vorne gedrückt. Vermeiden Sie das! Im Schneider- bzw. Lotus-Sitz ist das Becken automatisch aufgerichtet.

Schulterweite, parallele Fußstellung

Im Sitzen wie im Stehen gilt es, ein „Drei-Bein-Stativ" zu installieren. Das heißt, beim Sitzen die Druckbelastung auf drei Punkte zu verteilen (Sitzhöcker und Füße). Die schulterweite Stellung öffnet die Hüften und die Leistengegend. Blut und Energie können ungehindert in die Beine fließen. Oft will man zu gerade sitzen und es entsteht so eine Anspannung in der Leistengegend mit zu weit nach hinten gelehntem Rumpf.

**Übung**

- Sitzen Sie entspannt aufrecht, mit aufgestelltem Becken auf dem Dammbereich und mit schulterweit und parallel gestellten Füßen.
  - Wie ist die Druckbelastung auf Sitzhöcker und Füße verteilt?
- Bleiben Sie aufrecht und bringen Sie sanft den Rumpf nach vorne.
  - Fühlen Sie die Veränderung in den gelösten Füßen?
  - Fühlen Sie das Lösen in der Leistengegend?
- Spielen Sie ein wenig damit, um die ökonomischste Drei-Bein-Stellung zu finden.

Das korrekte „Drei-Bein"-Fundament erlaubt die energetische Verbindung in die Füße und macht ein „Verwurzeln" deutlicher. Oft hat man kalte Füße. Durch diese Korrektur werden sie wieder warm. Durch das leichte Vorbeugen löst sich die Leiste und die Hüften öffnen sich besser. Außerdem bekommt das Untere Dantian im Unterbauch mehr Raum. Probieren Sie es. Lehnen Sie sich aber nicht zu weit vor.

Am Scheitel wie aufgehängt/Ding Tou Xuan

**Übung**

- Sitzen Sie entspannt aufrecht, mit aufgestelltem Becken und „lang“ gemachter Wirbelsäule.
- Lösen Sie den Nacken mit der Halswirbelsäule.
- Stellen Sie sich vor, wie sich mit jedem Ausatmen eine Blüte am Scheitel weiter und weiter öffnet.
  - Fühlen Sie das Lösen am Scheitel?
- Zusätzlich stellen Sie sich vor, wie mit jedem Lösen und Ausatmen ein „Energiestrahl“ zum Himmel fließt.
- Spüren Sie, wie Sie sich zum Himmel hin öffnen und mit ihm
- verbinden?
- Gleichzeitig zum „Öffnen der Blüte“ am Scheitel, lösen Sie die Muskulatur von oben nach unten.
  - Spüren Sie, wie das „Leichte“ Sie oben hält und das „Schwere“ nach unten sinkt?
- Lassen Sie zu, dass die Lösungsenergie in den Unterbauch fließt. Brustbein sinken lassen

Es gilt, den Brustkorb leer und den Bauch voll laufen zu lassen. Dazu löst man die Rippenbögen, neigt sanft die untere Brustwirbelsäule und lässt das Brustbein los. So sinkt das Brustbein, der Brustkorb wird leer und gleichzeitig löst sich hinten der Bereich zwischen den Schulterblättern, der Rücken hebt sich sanft an (Han Xiong Ba Bei) und die Schultern „fallen“ von allein gelöst nach unten. Durch das Senken des Brustbeines öffnet sich der Weg in den Unterbauch. Das Feuer des Herzens, bzw. die Fülle des Brustkorbes, kann abfließen, der Unterbauch wird voll. „Das Wasser des Bauches kühlt das Feuer des Herzens“.

**Übung**

- Sitzen Sie entspannt aufrecht, mit aufgestelltem Becken, auf drei Punkten ruhend, mit „lang“ gemachter, gelöster Wirbelsäule, am Scheitel wie aufgehängt.

- Lösen Sie die Rippenbögen mit der unteren Brustwirbelsäule und lassen Sie das Brustbein sinken.
  - Spüren Sie, wie der Bauch voll und die Brust leer wird?
  - Fühlen Sie, wie der Bereich zwischen den Schulterblättern und die Schultern sich lösen?
- Spielen Sie mit dieser Korrektur, bis Sie das beste Ergebnis haben.

Hängende Wirbelsäule

Ist das Becken aufrecht gestellt, die Wirbelsäule „lang“ gemacht und der Scheitel wie aufgehängt, zum Himmel hin geöffnet, ist dabei der Brustkorb leer und der Bauch voll, hat man eine gute Voraussetzung weiter nach unten zu lösen, Qi abzusenken und im Unterbauch zentriert zu sein. Das Hängenlassen der Wirbelsäule öffnet die einzelnen Wirbelkörper und entlastet die Bandscheiben.

**Übung**

- Sitzen Sie entspannt aufrecht, mit aufgestelltem Becken, auf drei Punkten.
- Die Wirbelsäule ist „lang“ gemacht, am Scheitel wie aufgehängt.
- Die Brust ist leer, der Bauch ist voll.
- Mit jedem Ausatmen lösen Sie die Wirbelsäule, Region für Region, Wirbel für Wirbel, von oben nach unten, ohne zusammenzusacken.
  - Fühlen Sie das Lösen und Öffnen der Wirbelsäule?
  - Kann die Wirbelsäule vom Scheitel ausgehend herabhängen?
- Bei Bedarf korrigieren Sie die Leistenspannung und die Belastung auf den drei Punkten (Füße und Sitzhöcker).
- Wiederholen Sie einige Male das Lösen und Hängenlassen der Wirbelsäule von oben nach unten.

## Entspannen und Lösen

Hat man sich eine Haltung erarbeitet, sollte auf dem Fundament der Haltungsstatik die Muskulatur weiter gelöst werden und noch mehr Lösungsenergie abgesenkt und ins Untere Dantian geführt werden. Neben dem Entspannen der Muskulatur, sollte jetzt auch der Geist weiter gelöst werden. In China spricht man von Fang Song, was Entspannen der Muskulatur (Fang) und Lösen des Geistes (Song) bedeutet. Damit ist jedoch nicht nur das einmalige Entspannen und Lösen gemeint, sondern das Beibehalten der körperlichen Entspannung und geistigen Lösung. Entspannung und Lösung ist hier lebendig und aufmerksam, wobei unnötige Anspannung immer wieder aufgelöst wird und man sich bereitwillig und aufmerksam dem Lösen und Öffnen hingibt, ohne abzuschlaffen. Hier lässt sich die Idee von Yin + Yang praktisch erfahren. Nicht zu viel und nicht zu wenig Entspannen und Lösen, damit man in Balance von Yin + Yang, in Balance von An- und Abspannung kommt und bleibt. Halten Sie Stirn, Brust und Bauch immer gelöst.

**Übung**

- Sitzen Sie entspannt aufrecht, mit aufgestelltem Becken, lang gemachter und hängender Wirbelsäule.
- Am Scheitel wie aufgehängt.
- Brustkorb leer, Bauch voll.
- Mit jedem Ausatmen lösen Sie die Muskulatur Region für Region von oben nach unten.
  - Fühlen Sie, wie sich das Gesicht löst, vor allem Stirn- und Augenbereich sowie Kau- bzw. Kiefermuskulatur?
- Lösen Sie den Brustkorb.
- Dazu lächeln Sie zum Herzen.
  - Spüren Sie das Lächeln im Brustraum?
  - Spüren Sie, wie es vom Herzen zum Gesicht zurücklächelt?
- Lösen Sie jetzt die Körperrückseite vom Hinterkopf über Rücken, Gesäß, Beine bis in die Füße.

- Nutzen Sie das Ausatmen und die Vorstellungskraft, um Region für Region nach unten zu entspannen und zu lösen.
- Nicht zusammensacken!
- Unten angekommen machen Sie sich den aufgehängten Scheitel wieder bewusst, entspannen und lösen die Körpervorderseite vom Gesicht über den Hals, den Brustkorb bis in den Unterbauch. Dort verweilen Sie, bis alle Aufmerksamkeit im Unterbauch angekommen ist.
- Wiederholen Sie hinten und vorne das Entspannen und Lösen bis in den Unterbauch (und die Füße).
- Unterbauch ist Schwerpunkt.
- Zum Abschluss bleiben Sie entspannt, aufrecht und im Unterbauch ruhend sitzen.

Gelenke öffnen

Neben dem Geist, der Haut, der Muskulatur und den Sehnen sowie den Organen sollten die Gelenke gelöst und geöffnet sein. Es gilt, eine mentale Verbindung zum betreffenden Gelenk herzustellen. Das heißt, die Aufmerksamkeit auf das Gelenk zu richten, das Gelenk wahrzunehmen und dann die Information „Lösen und Entspannen" dort wahrzunehmen. Es hilft, in der Vorstellung mit Bildern des Öffnens, Lösens und Entspannens zu arbeiten.

**Übung**

- Sitzen Sie entspannt aufrecht,
- mit aufgestelltem Becken,
- mit lang gemachter, hängender Wirbelsäule,
- am Scheitel wie aufgehängt.
- Brust ist leer, Bauch ist voll.
- Fühlen Sie Gelenke ihrer Wahl: z.B. Schultern, Ellenbogen, Hand-, Hüft-, Fußgelenke.
- Nutzen Sie das Ausatmen und die Vorstellung einer sich lösenden und öffnenden Blüte in dem gewählten Gelenk.
  - Fühlen Sie das Lösen und Öffnen des gewählten Gelenkes?

- Öffnen Sie nach und nach jedes Gelenk.
- Öffnen Sie auch die Finger- und Zehengelenke.
- Öffnen Sie die Wirbelsäule.
- Spielen Sie ein wenig damit, bis es Ihnen leicht fällt, die Gelenke zu lösen und zu öffnen sowie sie gelöst und geöffnet zu halten.

Haben Sie alle genannten experimentellen Vorübungen erfahren, sollte es Ihnen jetzt gelingen, die genannten Teilbereiche gleichzeitig zu halten.

Im Grunde geht es darum, sich aufrecht zu positionieren, nach oben wie aufgehängt, nach unten gelöst, im Unterbauch zentriert zu sein, und sich als Gesamtheit wahrzunehmen. Erst polarisieren wir durch Wahrnehmen von oben und unten, um dann das „Dazwischen“ zu lösen und im Unterbauch zu sammeln. Um den Geist zu lösen und zu entspannen, richten wir die Aufmerksamkeit weg von den Gedanken, hin zum Wahrnehmen dessen, was wir tun. Zum Beispiel aufrecht sitzen, lösen und entspannen, nach unten schwer werden, im Unterbauch gesammelt sein und „schwupps“ haben wir unsere ersten alchemistischen Experimente durchgeführt.

Dabei haben wir Qi, ein Grundelement der Inneren Alchemie, aus der Muskulatur durch Entspannen gelöst, es abgesenkt und ins untere Energiezentrum fließen lassen. Hier kann sich Qi mit Jing vermischen. Durch die Übungen am Scheitel und das Durchführen der Vorgaben, ist Energie ins Obere Dantian geflossen. Durch „nach oben wie aufgehängt, nach unten gelöst und durchlässig“, durch das polare Wahrnehmen des „Sinkens des Schweren“ bis auf das Drei-Bein und durch das Geöffnet-Sein, fließen grobe Energien abwärts und feine nach oben. Vielleicht erscheint es Ihnen zu kompliziert, den Übungsanleitungen zu folgen. Erzwingen Sie nichts. Versuchen Sie, die Anforderungen des Übens umzusetzen, während Sie lesen. Machen Sie es sich nicht zu umständlich, gehen Sie locker und nicht zu verbissen vor. Lassen Sie Ihre Erfahrungen sacken. Wiederholen Sie spielerisch die Übungen und gehen Sie erst zu weiteren Übungen über, wenn Sie körperlich ausgerichtet und entspannt, geistig gelöst und im Unterbauch zentriert 15 Minuten sitzen können.

# Teilaspekte des Übens

Alle folgenden Aspekte sind Teil eines Ganzen und fließen mit zunehmender Praxis zu einem Ganzen zusammen.

## Natürlichkeit (Ziran)

Möchte man einen hohen Berg besteigen, sollte man nicht nur den Gipfel im Blick haben, sondern den Weg, der vor den eigenen Füßen liegt. So kann man Schritt für Schritt vorankommen und z.B. ein Stolpern vermeiden. Sieht man nur die Länge oder Schwierigkeit des Weges, gibt man vielleicht frustriert vorzeitig auf. Bei unserer Übungspraxis wird der Weg zum Ziel. Überfordert man sich auf dem Weg, z.B. weil man zu schnell, in zu großen Etappen vorwärtsschreiten will, resigniert man womöglich oder aber der Weg wird zu einer Qual. Alle traditionellen Methoden zur Balancierung postulieren Natürlichkeit. Es hat keinen Sinn, sich unnötig zu verrenken, zu zwingen, womöglich Schritte auszulassen. Grundsätzlich gibt es keine Abkürzung. Sicher und schnell kommt man voran, wenn man einen Schritt vor den nächsten setzt. Natürlichkeit wird hier zu einem Prinzip, welches durch unser gesamtes Tun wirken sollte. Es gilt, unnatürliches Herangehen an Übungen oder Unnatürlichkeit bei ihrer Durchführung zu vermeiden. Bleiben wir realistisch, gehen Schritt für Schritt vor und wollen wir nicht gleich zu viel, können wir Frustration, Übungsstress und Resignation vermeiden. Es gibt genug Körner für alle Hühnerküken. Doch die meisten Küken wollen lieber den dicken Wurm, den der Hahn verschlingt, und konzentrieren ihre Aufmerksamkeit nicht auf das Futter, welches sie schlucken könnten. Den großen Wurm bekommen sie aber nicht durch ihren Hals.

## Das rechte Maß

Natürlichkeit beinhaltet auch das Gefühl für das rechte Maß. Extreme und Exzesse auf körperlicher, geistiger und emotionaler Ebene führen zu Disbalance mit den entsprechenden Folgen. Yin + Yang, passiv und aktiv, laut und leise, viel und wenig usw. sollten sich die Waage halten. Halten wir uns an Ruhephasen und Regeneration, können wir natürlich auch an Grenzen der Aktivität gehen. Schon Paracelsus bemerkte: „Das Gift liegt in der Dosis.“ Dem Prinzip der Natürlichkeit zu folgen heißt, sich auf der einen Seite zu bescheiden, zu mäßigen, auf der anderen Seite, sich gegebenenfalls anzuspornen. Das Ziel ist dabei nicht übertriebene Askese, Disziplinierung oder Weltflucht, sondern das rechte Maß, die rechte Dosis von allem. Schauen wir uns unseren Alltag, unser Berufsleben oder unsere Freizeit und Familie an, merken wir, in wie vielen Bereichen wir schon überdosiert sind. Für unsere Übungspraxis bedeutet das, nicht gleich überdosiert mit dem Üben, den Erwartungen und der Übungsdauer zu beginnen. Es empfiehlt sich, Schritt für Schritt, ganz natürlich die Grundanforderungen einer Kunst zu erarbeiten und zu beherrschen. Natürlichkeit anzuwenden hilft uns, uns die Zeit zu nehmen, die Grundlagen unserer Übungspraxis sorgfältig zu erlernen und zu praktizieren.

## Entspannen (Fang Song)

Mit „Entspannen“ ist ein Lösen und Loslassen auf körperlicher und geistiger Ebene gemeint. Grob werden Haut, Muskeln und Sehnen entspannt. Damit ist nicht ein In-Sich-Zusammensacken gemeint, sondern ein Lösen der mentalen, emotionalen und körperlichen Anspannung, bis die Überspannung aufgegeben wird. Hierbei gilt es, Yin + Yang, An- und Abspannung in Balance zu bringen und zu halten, ohne dass das eine oder andere dauerhaft überwiegt. Setzen wir Körper und Geist ins Verhältnis zueinander, so entspricht der Körper mit Muskeln, Sehnen und Organen dem Yin, Geist, Bewusstsein und Vorstellung dem Yang. Das Materielle, hier zunächst Muskeln und Sehnen, kann sich in einer gut ausgerichteten und korrigierten Haltung soweit lösen, dass ein Großteil der Muskelspannung abgespannt werden kann. Die in der Muskelspannung gebundene Energie kann dem Gesamtorganismus wieder zur Verfügung stehen. Durch Entspannen entsteht mehr gefühlte Gravitationskraft, welche uns nach unten zieht. Das Klare wird vom Trüben getrennt. Dieses „Schwerer werden“ wird von der korrigierten Haltungsstatik ökonomisch getragen. Das Schwere/Trübe/Yin sinkt nach unten. Unsere geistige Aufmerksamkeit (Shen + Yi) ist die Kraft, welche uns aufrecht hält. Es wird immer wieder eine Haltestatik gesucht und eingenommen, die am wenigsten anstrengend ist und bei der die meisten Muskeln gelöst werden können, so dass der Körper durchlässig für Energie ist. Dieses „Mit-geistiger-Kraft-nach-oben-Ausrichten" (das Klare/Yang steigt) sollte mit dem „Nach-unten-Lösen" im Gleichgewicht sein. Haben wir zu viel Anspannung, halten wir uns zu verbissen aufrecht. Sacken wir in uns zusammen, sind wir zu unachtsam und lullen uns mit dem Lösen nach unten nur ein. An- und Abspannung im rechten Maß ist Entspannung, wobei Yin + Yang in Balance gehalten werden. Dieses Gleichgewicht ist nicht statisch, sondern tendiert mal mehr in die eine, mal mehr in die andere Qualität. „Entspannen" bezieht sich hier auf unsere Vorbereitungsphase, beim praktischen Üben der Methoden. Mit Lösen und Loslassen wird auch die Entspannung sich vertiefen. Das Eine hilft dem Anderen. Über Haltungskorrektur zur Muskel-Sehnen-Entspannung und weiter zur inneren Ruhe.

**Zur Ruhe kommen**

Das ist es, was wir alle wollen, suchen, und sicher schon mit verschiedenen Methoden und Techniken versucht haben umzusetzen. Vielleicht konnten wir für den Moment sogar ruhig werden. Wie lange konnten wir die Ruhe auch halten? Konnten wir sie mit in unseren Alltag nehmen und aus ihr heraus denken, sprechen, fühlen und handeln? Zur Ruhe kommen kann man lernen, muss man aber üben. Haben wir Ruhe erreicht, erkennen wir was unruhig macht. Da erschließen sich genug Aufgaben, an denen wir reifen und auch die Aspekte von Natürlichkeit bis Haltung anwenden und üben können. Alle folgenden Aspekte sind Teile eines Ganzen. Erarbeiten wir sie uns gründlich, können wir die Alchemie der Balance erfahren, erkennen, verstehen und anwenden. Der Anfang unserer Praxis beginnt, indem wir zur Ruhe kommen. Alle folgenden Teile des Ganzen haben als Vorbedingung, dass wir ruhig sind, führen schließlich zu noch tieferer Ruhe und helfen, in die Stille einzutreten.

Unsere Atmung soll ruhiger, Gedanken und Emotionen sollen gelöst werden. Zur Ruhe zu kommen führt dazu, „in die Stille einzutreten" (Rujing) mit dem vollen spirituellen Potenzial. Wie im Auge des Zyklons können wir aus der Ruhe, die dort herrscht, die unruhige Hektik der in uns schwirrenden Gedanken, Bilder und Gefühle sowie sonstige Empfindungen wahrnehmen, ohne an ihnen anzuhaften und von ihnen fortgetragen zu werden. Zur Ruhe kommen heißt zunächst einmal, das Herz mit seinen Wünschen, Begierden und seinem Wollen zu beruhigen, was für unser Fortschreiten in der Kunst der Balance elementare Bedeutung hat. Das Gemüt ist ruhig (Xin Jing), die Gedanken sind ruhig (Yi Song). Lässt man nach und nach auch seine Wahrnehmungen und Empfindungen los, wird man auf der Basis der Ruhe immer weiter in die Stille kommen. „Sitzen und Vergessen" (zuowang) nennen das die Chinesen, was mit der buddhistischen Praxis des stillen Sitzens (zuochan / zazen) verwandt ist. Es gilt zunächst einmal, ruhig im Kopf zu werden und die Vielzahl der Gedanken zu lösen. Qigong wird erst zu Qigong, wenn man alle seine Aufmerksamkeit natürlich auf das bündelt, was man gerade tut und alle anderen Gedanken loslässt. In China nennt man dieses Prinzip „eine Vielzahl von Gedanken durch einen zu ersetzen". Sitzt man z.B. im Sessel, schweifen die Gedanken mal in das Gestern, mal in das Morgen oder sonst wo hin. Bringt man alle Achtsamkeit auf das Sitzen selbst und nimmt sich sitzend im Raum und innen wahr, werden sich störende Gedanken verziehen. Der Einsatz der Vorstellung, nach den Vorgaben der Methode, zähmt das gedankliche Wirrwarr. In der Vorbereitungsphase des Übens richtet man z.B. seine Aufmerksamkeit über die Ohren nach hinten, was zu einer gedanklichen Beruhigung führt. Aufmerksamkeit bündeln darf aber nicht zu körperlichen und mentalen Verspannungen führen. Über die Haltungskorrektur kommen wir zur Muskel-Sehnen-Entspannung. Über die Muskel-Sehnen-Entspannung kommen wir zur Ruhe. Eine Haltungskorrektur vereinfacht das Lösen und Absenken des Qi. So können wir uns im unteren Energiezentrum sammeln, noch mehr loslassen und immer tiefere Ruhe zulassen. Beim Einsetzen von Wohlbefinden dürfen wir nicht zulassen, gedanklich oder emotional wegzudriften, weil wir sonst nicht zur Ruhe kommen und nicht wahrnehmen, was wirklich geschieht. Wir glauben, zu allem etwas sagen zu müssen. Wir säen in der Regel destruktive Energien und entsprechend ist unsere Ernte. Und das alles nur, weil wir nicht ruhig sein können und einfach mal abschalten. Nur wenn ich innerlich und äußerlich ruhig und gelöst sein kann, werde ich auch subtilere Prozesse wahrnehmen, Stimmungslagen meiner Mitmenschen erkennen und Situationen wahrhaft erfassen können.

Menschen, die nicht ruhig, still, sein können, werden auch nicht wirklich zuhören. Alles wird sofort bewertet, kategorisiert. Das Innere strahlt immer auch nach außen. Ohne Ruhe geht das meiste an mir vorbei. Ruhe kann man gut im Alltag üben. Ich muss nicht zu allem einen Kommentar abgeben. Mit Ruhe kann ich aufnehmen, wirken lassen und dann entsprechend handeln. Wie geschwätzig ist man, wie viel Unsinn wird geschwafelt und wie oft redet man aneinander vorbei. Der Mensch ist ein Sender (Yang) und Empfänger (Yin). Wie beim Atmen passiert das grobe Senden und Empfangen nicht gleichzeitig, sondern zeitlich versetzt. Aber beides wirkt zusammen. Komme ich im Alltag mit Menschen zusammen oder komme ich in eine Situation hinein, ist es ratsam, erst einmal zu empfangen und festzustellen was los ist. Habe ich mich empfangend mit einer Situation verbunden, kann ich auch senden. Viele Menschen glauben, nur senden zu müssen, empfangen können sie gar nicht mehr. Es besteht eine Disbalance zwischen Yin + Yang. Schauen Sie sich Menschen an, welche keine Ruhe, weder innen noch außen, pflegen, ja ertragen können. Schauen Sie einmal, wie viel Konflikt, Streit und Hektik im Leben für immer mehr Zündstoff sorgen. Wollen Sie so leben? Die Ursache liegt tatsächlich in mangelnder Pflege der Ruhe, des Lösens und des achtsamen Beobachtens.

Zur Ruhe kommen fängt in der Tat damit an, sich zurückzunehmen und einfach zu beobachten. Praktiziere ich richtig meine Qigong-Übungen, werde ich zur Ruhe kommen und Ruhe immer tiefer ausloten können. Auf der Basis der Ruhe reift Erkenntnis und Verständnis. Zur Ruhe kommen muss ich ernst nehmen, bevor ich komplexere Übungsformen, Methoden und Techniken erlerne. Das Fundament meiner Praxis muss geschaffen sein und das ist vor allem, zur

Ruhe zu kommen, sonst wird mein Üben zur Farce. Nur mit Ruhe kann ich wirklich sehen, beobachten.

## Loslassen

Auch das Prinzip des Loslassens durchzieht unseren gesamten Weg bzw. unsere gesamte Übungspraxis. Loslassen heißt hier nicht wegwerfen oder verlieren. Drücke ich mit einem Griff meiner Hand einen Schwamm aus und halte ihn gedrückt, wird der Schwamm kein neues Wasser aufnehmen können. Loslassen sollte man seine Erwartungen, sein Haben-Wollen, seine Gedanken, seine Gefühle, seine Muskelverspannungen. Sind die Muskeln, der Geist, die Gefühle verspannt, wird eher etwas herausgepresst als das etwas aufgenommen wird. Man kann Energie nur aufnehmen, Regeneration erfahren, wenn der emotionale, mentale Griff um die Muskulatur gelöst wird. Geistige und emotionale Regeneration werden nur möglich, wenn man Gedanken und Gefühle loslässt, anstatt an ihnen anzuhaften und sie zu verstärken.

Loslassen müssen wir letztlich alle. Mit dem Sterbeprozess, der auf uns alle zukommt, lassen wir alles los. Ob wir wollen oder nicht. „Das letzte Hemd hat keine Taschen", so der Volksmund. Es hat also Sinn, schon zu Lebzeiten loslassen, sterben, zu lernen. Überhaupt halten wir an zu vielem fest. Beginnen wir mit unserer Praxis der Alchemie, beginnen wir auch mit der Praxis des Loslassens. Beachte oder wehre ich mich gar gegen meine Gefühle und meine Gedankenaktivität, verstärke ich diese und werde mich nicht von Gedanken oder Gefühlen lösen können. Am Anfang steht da ein Akzeptieren, ein Annehmen dessen, was ich loslassen will. Habe ich ein Problem und will dieses lösen, komme ich erst zu einer guten Lösung, wenn ich mich von dem Problem befreit habe. „Beachtung bringt Verstärkung, Nichtbeachtung bringt Befreiung", so mein buddhistischer Lehrer. Beachte ich meine Gedanken und Gefühle, meine Schmerzen oder Sorgen, werden sie sich verstärken. Beobachte ich sie, nehme ich sie wahr ohne anzuhaften, werden sie wie Wolken und können weiter ziehen. Das heißt natürlich nicht, dass, wenn ich meinen Steuerbescheid nicht beachte, ich vom Finanzamt befreit werde. Natürlichkeit und Loslassen sollen kein Alibi für Faulheit oder Realitätsverlust sein. Fakt ist: Wer sich zu verbissen auf ein Ziel konzentriert, begrenzt sich und steht sich selbst im Weg.

Die Aspekte „Natürlichkeit" und „Loslassen" sowie deren Anwendung, haben auf körperlicher, mentaler und emotionaler Ebene eine tiefe spirituelle Wahrheit. Sich nicht natürlich zu verhalten oder nicht loslassen zu können, sind Ursachen für Disbalancen, Leiden, Konflikte. Viele Partnerschaftskonflikte, Streit, Gewalt und was sonst so an destruktiven Prozessen passiert, haben ihre Ursache in mangelnder Natürlichkeit und Festhalten. Loslassen heißt anzunehmen, zu akzeptieren. Mit Loslassen lernen wir, auf körperlicher, geistiger und emotionaler Ebene den „Ist-Zustand" zu akzeptieren. Ich lerne die Dinge erst einmal hinzunehmen wie sie sind. Auf dieser Basis kann man dann den Dingen Richtung geben.

Ein ganzes Buch ließe sich zu diesen grundlegenden Anforderungen unseres praktischen Tuns füllen und wir werden immer wieder mit Natürlichkeit und Loslassen in unserer Übungspraxis konfrontiert. Am Anfang reicht es, nicht zu ehrgeizig Fortschritte erzwingen zu wollen. Die Alchemie der Balance wird, wenn wir es ernst meinen mit dem „Selbst-Etwas-Tun", unser weiteres Leben begleiten und, wie unsere Hygienepraxis, zum festen Bestandteil unseres Tagesablaufs werden.

Es sei auch gesagt, dass sich unsere Probleme, Ängste, Sorgen und Konflikte nicht sofort lösen lassen. Manches braucht einfach seine Zeit und wir müssen selbst etwas zur Verbesserung tun. Niemand wird uns unsere Last ab- oder gar wegnehmen. Damit uns unsere Last nicht während der Übung stört, können wir sie getrost loslassen und an der Garderobe abgeben. Seien Sie sicher, dass nach dem Üben unsere Last noch da sein wird. Niemand wird sie uns wegnehmen. Unser Üben jedenfalls wird uns stärken und so wird die Last zumindest als leichter empfunden. Mit regelmäßiger Übungspraxis werden wir sicher auch die Last verringern können. Natürlichkeit und Loslassen bedeutet für unsere Übungspraxis, auf natürlichem Weg, gemäß dem Lauf der Dinge, zu üben und bezeichnet die Freiheit von menschlicher Willkür und von äußeren Einflüssen. Für die Chinesen ist es die höchste Verwirklichung des Seins und stellt die absolute Harmonie mit sich selbst dar.

### Achtsamkeit

Das Thema „Achtsamkeit" ist ein weites und tiefes Feld. Gerade die spirituellen Lehren postulieren, Achtsamkeit zu entwickeln und zu halten. Beobachten Sie sich selbst und andere im Bezug auf Acht- bzw. Aufmerksamkeit. Viele der Unfälle, Konflikte, Fehler und Missverständnisse lassen sich auf mangelnde Achtsamkeit zurückführen. Praktiziert man Qigong, sollte man sich damit nicht einlullen. Achtsamkeit ist eine starke, verbindende Kraft, die z.B. unser Innen und Außen, Boot und Steuermann, zu einer Einheit führen kann. Achtsamkeit heißt hier nicht, mit zu viel Fixierung alles bloß bis ins Letzte sehen zu wollen. In Bezug auf Achtsamkeit kommen wieder Natürlichkeit, Loslassen und Beobachten ins Spiel. Aber man darf nicht von der Übungsmethode abdriften. Meister Li aus München erklärte es mit der Geschichte der 10 kleinen Tiger: Wenn wir mit Qigong anfangen, ist unsere Energie, unser Qi, wie 10 kleine Tiger. Stellen Sie sich vor, Sie haben in ihrer Wohnung 10 kleine Tiger. Ach wie süß. Wir brauchen jedoch von vornherein Kontrolle über diese kleinen Katzen. Mit fortschreitender Übungspraxis wächst unser Qi, wie die 10 kleinen Tiger. Wir brauchen Kontrolle über die Tiger/Qi. Ohne Kontrolle machen sie was sie wollen. Überlegen Sie mal, was nur *ein* ausgewachsener Tiger mit Ihnen macht, wenn Sie keine Kontrolle über ihn haben!

Das kräftiger gewordene Qi muss kontrolliert werden. Darum hält man sich ausschließlich an die vorgegebene Methode. Jede gedankliche oder emotionale Abweichung bringt man wieder zurück zum Übungsablauf und zu dessen Anforderungen. Ist das Qi z.B. durch Schreck aufgewühlt, sammelt man die Tiger wieder ein und führt sie in ihren Bau/Unteres Dantian zurück. Erst dann fährt man mit der

Übungsmethode fort, auch wenn man von vorne beginnen muss. Mit einer korrekten Vorgehensweise lernt man nach und nach, auch größere Tiger unter Kontrolle zu halten. Dazu muss man der Methode folgen und mit Achtsamkeit im rechten Maß beobachten. Wie an einem Radio, wo man durch achtsames, feinfühliges Einstellen des Senders den klarsten Empfang bekommt.

## Defokussieren

Beobachten und Achtsam-Sein wirken ganzheitlich, wenn wir unsere Aufmerksamkeit nicht verbissen fokussieren. Unser Sehen und Hören fokussieren wir zu oft auf einen Punkt. Richtet sich unsere Aufmerksamkeit ausschließlich auf eine Sache, wird auch unsere Energie dorthin fokussiert. Das führt nicht selten zu unbeabsichtigten Beeinflussungen und Energieverlust. Man kann etwas sehen oder hören und trotzdem auch die äußeren Bereiche seines Sichtfeldes wahrnehmen bzw. auch hören, was sonst noch klingt. Defokussiert man, kann man viel besser wahrnehmen und lässt sich z.B. nicht so schnell täuschen. Viele Menschen zehren von unserer Energie, indem sie bewusst oder unbewusst unsere Aufmerksamkeit an sich binden. Andere wiederum schleichen sich aus unserem Aufmerksamkeitsbereich heraus, um uns dann zu überraschen. Jeder Jäger weiß, wie das geht.

Defokussieren heißt nicht anhaften, sondern die Sinne lösen, damit sie uns nicht laufend verführen.

Schauen Sie einmal auf ein Bild. Sehen Sie es sich genau an, verlieren Sie aber nicht die äußeren Blickwinkel aus der Sicht. Lauschen Sie dem Sprechen und nehmen Sie trotzdem auch alle anderen Geräusche wahr. Defokussieren heißt nicht wegsehen, weghören, sondern hinsehen, hinhören und das andere auch wahrnehmen. Auch Defokussieren geht mit Loslassen/Lösen, Beobachten und Achtsamkeit einher. Defokussiert kann ich Ganzheit erfahren.

## Vorstellung

Unsere Vorstellungskraft ist wie das Zaumzeug, mit dem wir unseren Geist „einreiten“ können. Die Aktivitäten des erworbenen Geistes sind angefüllt mit unseren Alltagsgeschäften, Einstellungen, Bewertungen und Interpretationen und sind meist lautes Geschwätz. Würde man die „Musik" leiser drehen, könnte man vielleicht erkennen, dass im Hintergrund noch leisere Musik spielt. Die Aktivitäten des erworbenen Geistes verdecken den ursprünglichen Geist. Mit dem Einsatz unserer Vorstellungskraft nutzen wir den Aktivitätsdrang unseres Geistes, um in Verbindung mit dem ursprünglichen Geist zu kommen. Wie bei einer schmelzenden Schneedecke schmelzen die Aktivitäten des Normalbewusstseins und geben die Sicht auf den ursprünglichen Geist frei. Gerade die grundlegenden Übungen sind geeignet, gedanklich, gefühlsmäßig und körperlich zu entspannen und ruhiger zu werden. Die Fähigkeit sich etwas vorzustellen, zu visualisieren, ist elementar für unsere Entwicklung im Qigong. Einige Taiji-Meister z.B. messen der Vorstellung beim Üben der Formen mehr Bedeutung zu, als der Form selbst. Es heißt: Die Vorstellung führt das Qi. Das Qi führt das Blut. Den Angaben der Übungsmethoden mit Vorstellungskraft zu folgen, verbessert die Umsetzung der bisher genannten Aspekte der praktischen Seite. Entwickeln wir unsere Vorstellungskraft, lernen wir mit ihr Qi durch den Körper zu führen (Yi yi ling qi). Durch Vorstellung und Willen das Qi führen, ist ein Leitsatz zur Qi-Bewegung im Qigong. Ein weiterer besagt: Yi dong xing dong: Die Gestalt folgt der Vorstellung. Yi Qigong z.B. ist ein System, bei dem vorrangig mit der Vorstellungskraft geübt wird, um diese zu beherrschen. Alle Qigong-Übungen arbeiten in ihren verschiedenen Methoden mehr oder weniger mit der Vorstellung. In den höheren Übungsstufen arbeitet man viel mit der Vorstellungskraft. Beobachten, Achtsamkeit und Vorstellung zu trainieren, verbessert die geistige Kraft und kann unserer Reise eine sinnvolle Richtung geben. Es gilt aber einiges zu beachten. So sollte zunächst vermieden werden, dass sich unsere Vorstellung mit der Energiewahrnehmung, dem Qi-Gefühl, verbindet. Unsere Vorstellung haftet weder an Gedanken, Gefühlen, Bildern, noch an der Energiewahrnehmung an. Viele der Qigong-Übungen werden auf der Ebene „Geist (Shen) - Bewusstsein" bzw. „Vorstellung (Yi) - Energie (Qi)" durchgeführt. Dabei ist Shen die Teekanne, Yi ist das Heben der Kanne und Qi ist das Fließen des Tees. In den Methoden wird der Einsatz der Vorstellungskraft entsprechend angegeben. Dem sollte man folgen und alles Weitere an aufkeimenden Gedanken, Bildern oder Energiesensationen neutral beobachten und am besten loslassen.

## Beobachten

Beim Üben richten wir 50 Prozent unserer Aufmerksamkeit auf die Durchführung der Übungsmethode, die anderen 50 Prozent unserer Aufmerksamkeit lauschen und beobachten nach innen. Wie stille, neutrale Beobachter achten wir auf das, was wir wahrnehmen. Damit meine ich nicht, eventuell aufsteigende Gedanken, Bilder oder Gefühle anhaftend wahrzunehmen. Wenn wir ein Unwetter vom Fenster aus beobachten, sehen wir die Wirkung des Windes und des Regens. All das, was wir sehen, betrifft uns nicht wirklich. Ich bin drinnen - draußen regnet es - ich werde nicht nass. Wir befinden uns in unserem Zentrum. Als Beobachter sehe ich, wie Gedanken, Bilder, Emotionen in mir aufsteigen. Neutral nehme ich sie wahr. Egal, was ich sehe, fühle oder denke, ich hafte nicht an, lasse los und mit meiner Aufmerksamkeit führe ich die Übung durch. Der neutrale Beobachter sieht was innen ist, was die Übung innen auslöst und lenkt die beobachteten inneren Vorgänge entsprechend der Vorgaben der Methode. Durch Beobachten kann man feststellen, wie gut man zur Ruhe gekommen ist.

Man muss die 10 kleinen Tiger (Qi) beobachten, um zu sehen, ob sie unruhig werden oder gar außer Kontrolle geraten, wie z.B. beim Erschrecken.

## Schreck-Qi

Gerade bei stillen Übungen kann es durch äußere Störungen (Klingel, Telefon, ...) zum Erschrecken kommen. Hat man sich erschreckt, hat dies Auswirkungen auf die Energie. Das „Schreck-Qi", welches sich zerstreut, darf man nicht im Körper frei laufen lassen, da dies zu Disbalancen führen würde, welche schwer wieder auszugleichen sind. Hat man sich erschreckt, unterbricht man die Übung und führt erst die aufgeschreckte Energie wieder in sein unteres Energiezentrum (Dantian). Ist man wieder zur Ruhe gekommen, kann man mit der Übung fortfahren. Im Meer des Qi (Unteres Dantian) werden alle verbrauchten, aufgeschreckten Energien neutralisiert. Um Schreck-Qi zu neutralisieren oder auszuleiten, gibt es verschiedene Methoden, auf die hier nicht weiter eingegangen werden soll. Es reicht und ist sehr wirkungsvoll, alle Energie und Aufmerksamkeit im Unteren Dantian zu sammeln. Diese und andere Vorgänge muss ich beobachten und sollte dabei natürlich, ruhig, gelöst und achtsam bleiben.

## Ausrichtung

Unsere Übungen können wir im Liegen, Sitzen, Stehen oder Gehen durchführen. Es gibt eine Vielzahl von Übungshaltungen. Grundlegend für alle ist, neben der Natürlichkeit und dem Loslassen, die körperliche und geistige Ausrichtung. Da alle Qigong- und Taijiquan-Übungen auch energetische Übungen sind (der Mensch ist ja ein Energiewesen), brauchen wir zwei Pole, damit Energie auch fließen kann. Keine Lampe wird leuchten, keine Energie wird fließen, wenn nicht Plus- und Minuskabel bzw. -pole installiert sind. Bei uns Menschen ist das nicht anders. Der Mensch ist ein aufrecht gehendes Wesen. Seine Füße sind mit der Erde, sein Kopf mit dem Himmel verbunden. Erd- und Himmelsenergie verbinden wir in uns zu einer Einheit. Leider ist uns das nicht wirklich bewusst. Oft sind wir schlecht verwurzelt und geerdet, und unser Kopf ruht selten auf einer gerade ausgerichteten Körperachse. In der Vorbereitungsphase unserer Praxis werden wir uns zwischen Himmel und Erde ausrichten. Es heißt: „Am Scheitel wie aufgehängt, nach unten gelöst und durchlässig, tief in der Erde verwurzelt“. Dazu benutzen wir unsere Aufmerksamkeit und unsere Vorstellungskraft. Dabei gilt es, durch Polarisieren und Zentrieren, Einheit zu erfahren! Wir nutzen also Polarisieren, um letztlich zu dem zu kommen, was dazwischen liegt. In China heißt es: „Tian Di Ren“, Himmel-Erde-Mensch, werden zu einer Einheit und spirituelle Tiefen können ausgelotet werden. Beim Qigong und Taijiquan gilt es zu praktizieren, damit man lernen kann. „Learning by doing“ heißt, dass man durch Übung gemachte Erfahrung braucht, um die Kunst zu verstehen. Das man dabei Fehler macht, ist nicht von Bedeutung. Man kann zunächst nicht üben, ohne Fehler zu machen. Das ist in Ordnung, solange man trotzdem übt und erfährt. Durch Fehler lernt man und vielleicht trifft man einen Lehrer, der einen betreut und begleitet, solange man den Weg selbst nicht findet. Mit praktischem Tun kann man die zugrundeliegenden Theorien selbst erfahren und mit Leben füllen.

## Polarisieren

Beim Ausrichten bzw. Polarisieren zwischen oben und unten arbeitet man mit der Yin + Yang-Theorie. Yin + Yang werden erfahrbar und die Theorie mit Leben gefüllt.

Beim Üben des Polarisierens nutzt man seine Vorstellungskraft, um seinen Scheitel am Himmel „einzuhaken". Wie an einem Faden hängt man am Himmelsgewölbe. Die Bewusstseinsenergie der Visualisierung, Vorstellung, entspricht dem Yang. Da man nach oben wie aufgehängt ist, kann man viel unnötige Muskelspannung lösen. Die gelöste Muskulatur wird nach unten hängen, was dem Yin entspricht. Durch die Ausrichtung unserer Knochenstatik und das Öffnen der Hüftgelenke lassen sich die stärker wahrgenommenen Gravitationskräfte in die Erde ableiten. Unten herrscht Fülle, oben Leere. Das Untere trägt das Obere. Auf diese Weise fördert man den normalen Kreislauf vom Steigen des „klaren" Yang und Sinken des „trüben" Yin. Hier wird Trübes von Klarem getrennt und trotzdem wirkt es zusammen.

Hat man sich „lang" gemacht, aufgerichtet und ist nach oben wie aufgehängt, wird man beim Sitzen oder Stehen nicht mehr zusammensacken. Im Sitzen entspannen heißt für viele „kollabieren". Dann hängt man im Sessel wie ein Schluck Kaffee in der Kurve. Sackt die Wirbelsäule in sich zusammen, werden Sitzen oder Stehen Schmerzen im Rücken verursachen. Ein natürliches Üben wird behindert. Das Aufrichten des Beckens hilft, aufrecht zu bleiben. Nimmt man bei den Polarisierungs-Übungen zwei gegeneinander ziehende, -zerrende Kräfte wahr, geht das Üben in die richtige Richtung.

Durch die Vorstellungskraft wird der „Siemens-Lufthaken“ uns oben halten und durch das Lösen von Haut, Muskeln und Sehnen werden diese nach unten hängen. Yin + Yang werden sich ausgleichen und der Körperschwerpunkt wird wie bei einem Steh-Auf-Männchen nach unten verlagert. Unsere Haltungsstruktur entwickelt mehr Stabilität und Gleichgewicht. Erst wenn man die Pole klar hat (oben und unten), kann man das Dazwischen erarbeiten und alles zu einer Einheit führen.

## Lösen und Aufgehen

Je mehr man den Griff um den Schwamm löst, desto mehr kann er aufgehen. Die Zellen des Schwammes saugen sich mit Wasser, ja sogar mit Luft voll. Beim Zellverbund Mensch ist es nicht anders. Lösen wir den Griff um unsere Haut-, Muskel- und Sehnenzellen,unsere Organe, und lockern wir unsere Gedankenaktivität und unsere Gefühle, entsteht Raum z.B. für das optimale Funktionieren unserer biologischen und energetisch-geistigen Prozesse. Im Qigong und Taijiquan ist das Lösen von Spannungen, bzw. die Balance zwischen An- und Abspannung, grundlegende Anforderung und Ausdruck einer angewandten Yin + Yang-Theorie. Spanne ich beim Schreiben zu stark meine Fingermuskeln an, bekomme ich rasch einen Krampf. Löse ich sie dagegen zu sehr, wird der Kugelschreiber mir entgleiten. Hier komme ich wieder auf das Loslassen zurück, was ja nicht bedeutet, wegzuwerfen oder zu verlieren. Im Übungsteil finden sich Methoden, um das Lösen zu erarbeiten. Zunächst übe ich in der 1. Stufe das Loslassen von Haut, Muskeln und Sehnen, dann in der 2. Stufe das Lösen von Organen, in der 3. Stufe das Lösen der Knochen, um schließlich in der 4. Stufe auf geistiger und emotionaler Ebene zu lösen. Schon das Üben der 1. Stufe birgt Wohlbefinden und Regeneration. Im Qigong ist das „Aufgehen wie ein Hefekuchen“ Merkmal der korrekten Vorbereitung bzw. des Erreichens des Qigong-Zustands, da ich nur „aufgehen“ kann, wenn ich richtig gelöst und zur Ruhe gekommen bin. Richtig lösen und zur Ruhe kommen kann ich wiederum nur, wenn ich richtig aufgehängt bin. Das Lösen eines jeden Teilbereichs des Körpers wirkt auch auf andere Teilbereiche und damit wieder auf das Ganze. Richtig lösen können wir nur, wenn wir wirklich wie aufgehängt sind und unsere Haltung nicht von unten nach oben aufpacken, da dies einem wirklichen Lösen nicht dienlich ist. Nur wenn wir Lösen und die Lösungsenergie in den Unterbauch fließen lassen, können wir in alle Richtungen aufgehen. Die Voraussetzung für unser Aufgehen ist richtiges Lösen und Zentrieren. Aufgehen heißt Lösung zulassen, gelöst bleiben und die Energie passiv fließen lassen.

## Zentrieren

Hierbei geht es darum, unsere energetische Fülle aus dem oberen Körperbereich (Brust und Kopf) in den Unterbauch fließen zu lassen. Damit unser Unterbauch wieder zu unserem Zentrum, zu unserer Mitte wird, müssen wir unsere Haltung korrigieren (am besten mit einem verständigen Lehrer). Hängend balancieren wir die einzelnen Wirbelkörper wie einen Stapel Teller und nehmen das Brustbein zurück. Das Lösen und Zurücknehmen des Brustbeins ist Voraussetzung für das Sinken des Qi in das Untere Dantian. Dieses Sinken müssen wir zunächst einmal wahrnehmen können, um das Dantian zu füllen. Mit dem Prozess des Zentrierens, findet sich der Weg zurück in die zunächst physische Mitte. Schafft man es, diese Mitte zu halten, gelingt es immer mehr auch im Alltag, den Unterbauch gelöst zu lassen, dann wirkt sich das auch auf mentaler und emotionaler Ebene aus. Bei mir selbst wie bei meinen Schülern habe ich die befriedigende Wirkung des Lösens und Zentrierens gut erfahren und beobachten können. Will ich meine Mitte wiederfinden, muss ich meine Energien zentrieren. Unser Zentrum im Unterbauch ist das Meer des Qi, in dem verbrauchtes, verunreinigtes Qi wieder neutralisiert und gereinigt werden kann. Das Untere Dantian ist unsere energetische Startrampe, auf deren solidem Aufbau so manche Reise beginnen kann. Dieses energetische Zentrum und Fundament muss korrekt ausgearbeitet werden, damit der Druck aus dem oberen Körper abfließen kann. Wohlgefühl und Kraft sind mit dem Zentrieren vorprogrammiert.

## Qi-Gefühl

Schon bei den ersten Übungseinheiten besteht die Wahrscheinlichkeit, dass man energetische Wahrnehmungen wie Wärme, Kribbeln, Zuckungen, Taubheit, Schmerzen, Schwanken, Asymmetrie oder dergleichen erlebt. Das ist in der Regel ungefährlich, aber in keiner Weise das Ziel des Übens, d.h. man sucht das Qi-Gefühl nicht. Bei vielen Übungen werden derartige Empfindungen sogar extra aufgelöst, um noch tiefer in die Übung zu kommen. Meistens schwächen sich derartige Wahrnehmungen im Laufe der Übungspraxis wieder ab und machen Platz für Wohlbefinden. Im Zweifelsfalle lassen Sie sich beraten. Es gilt, Qi-Gefühl und Vorstellung voneinander zu trennen. Das Qi-Gefühl ist nur ein Nebeneffekt, den wir höchstens neutral beobachten.

## Die Übungshaltung

Wie schon angesprochen können die Übungen des Qigong im Liegen, Sitzen, Stehen oder Gehen ausgeführt werden. Die grundlegende Ausrichtung des Körpers, die Polarisierung und Zentrierung, ist Voraussetzung aller Positionen. Auch wenn ich im Liegen, Sitzen, Stehen oder Gehen übe, sind die grundlegenden Anforderungen an unsere Haltung gleich. Nach oben wie aufgehängt, nach unten gelöst und tief in die Erde verwurzelt, im Unterbauch gesammelt.

Die Korrektur der Haltung zielt darauf, für den Energiefluss durchlässig zu sein sowie den physischen und energetischen Schwerpunkt im Unterbauch zu installieren. Die geistige, emotionale und körperliche Haltung folgt im Wesentlichen der Idee des Verbindens von Himmel und Erde im Menschen. Die Zusammenhänge von Himmel-Erde-Mensch stellen die Essenz des gesamten Qigong dar. Im Qigong ist die Ausrichtung von Himmel-Erde-Mensch elementar und beginnt bei dem „am Himmel wie aufgehängt, zwischen den Augenbrauen gelöst, Brustkorb gelöst, leer und geöffnet, in die Erde verwurzelt und im Unterbauch gesammelt". Um sich die korrekte Haltung zu erarbeiten, wird es notwendig, sich von einem kompetenten

Lehrer helfen zu lassen. Unsere Selbstwahrnehmung kann uns nämlich ganz schön in die Irre führen.

Liegende Position

Es empfiehlt sich, im Liegen ein Kissen oder eine Schaumstoffrolle unter die Knie zu legen. So entspannen Bauch und Lendenwirbelsäule besser. Zudem sollte der Nacken z.B. mit einem Körnerkissen gestützt werden. Eine Decke kann den Körper vor dem Auskühlen bewahren.

Sitzende Position

Es gibt eine Vielzahl von Sitzpositionen, die alle ihre Berechtigung bzw. Bedeutung haben. Es tut der Wirkungsqualität unseres Übens keinen Abbruch, sich normal auf einen Stuhl zu setzen. Wir müssen keine komplizierten Sitzverrenkungen einüben. Die Höhe der Sitzgelegenheit (Stuhl/Hocker) sollte so gewählt sein, dass die Oberschenkel waagerecht ausgerichtet sind. Der Fußabstand ist ca. schulterbreit. Dabei sollten die Knie weder nach innen (zu breite Fußstellung) oder nach außen (zu enge Fußstellung) fallen (siehe Abb. 10, 10a-10c).

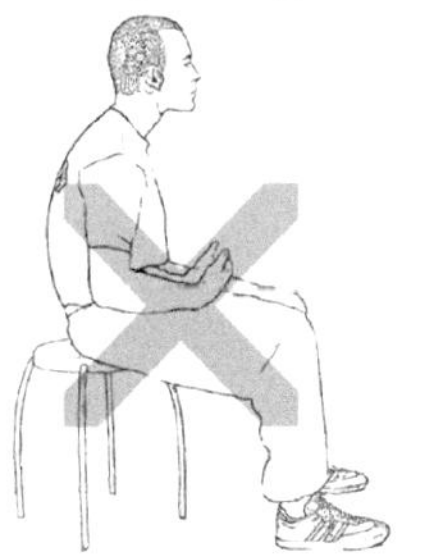
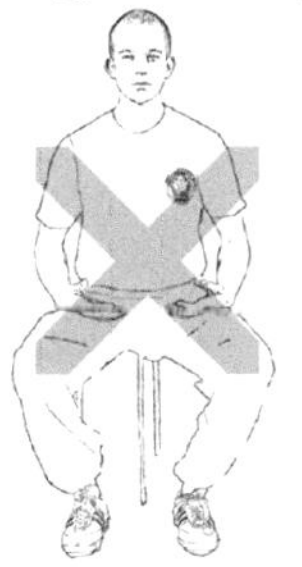
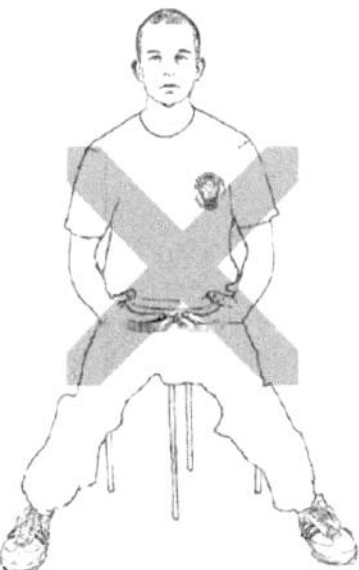

*Abb. 10, 10a-10c*
*Der Kniewinkel sollte ca. 90 Grad betragen. Ist man längeres Sitzen nicht gewöhnt oder fühlt sich schwach oder kränklich, kann man sich anlehnen. Dazu sollte das Kreuzbein bis an die Lehne geschoben werden. Ideal ist ein Sitzen auf der Stuhlkante, wobei man auf dem Damm sitzt, die Genitalien frei von Druck sind und das Becken aufgerichtet ist (siehe Abb. 11 + 11a).*

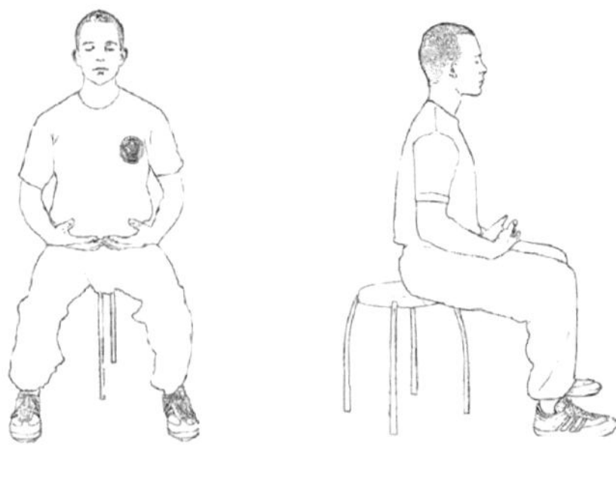

*Abb. 11, 11a*

Stehende Position

Im Stehen sollten das Körpergewicht auf beiden Fußsohlen gleichmäßig verteilt, die Knie und Leisten leicht gebeugt sein. Steiß- und Brustbein sind wie der Unterbauch gelöst und der Körperschwerpunkt ist nach unten gesunken (siehe Abb. 12, 12a ,12 b).

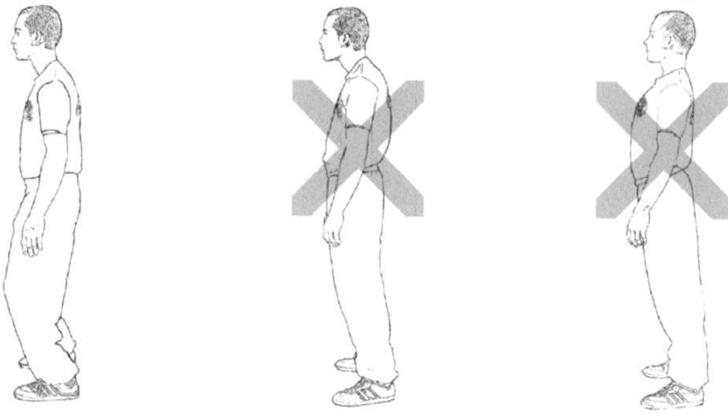

*Abb. 12, 12a 12b)*

Am Scheitel wie aufgehängt, hängt die Wirbelsäule gelöst, ruhend auf einem unsichtbaren Hocker. Im Sitzen oder Stehen gilt die Regel des Drei-Beins: „auf drei Säulen ruht man".

## Übungszeit

Die chinesischen Meister klassifizieren die Übungszeit entsprechend der Yin + Yang-Theorie.

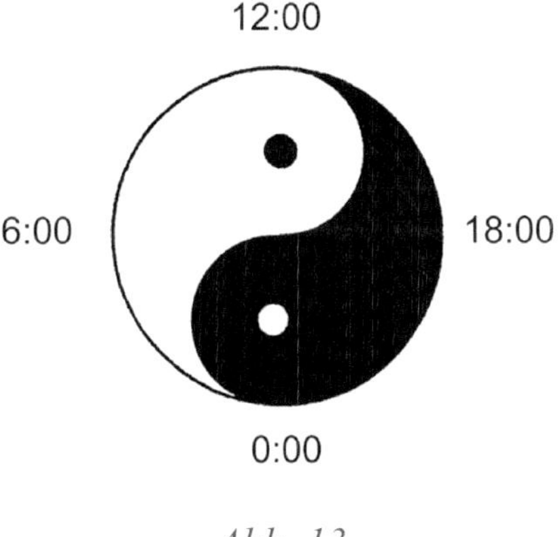


*Abb. 13*

Als Faustregel gilt hier, das morgendliche Üben mit stillen, ruhigen Übungen zu beginnen und dann bewegte Übungen zu absolvieren. So beginnen wir den Tag zusätzlich gestärkt und die vitalisierende Wirkung kann bis in die zweite Tageshälfte spürbar sein. Beim abendlichen Üben gilt es, zunächst bewegte Übungen durchzuführen, um anschließend zu stillen, ruhigen Übungen überzugehen, um sich auf die Stille der Nacht einzuschwingen.

Qigong-Übungen können auch gezielt zur therapeutischen Unterstützung eingesetzt werden. Anhand einer Meridianuhr lässt sich feststellen, zu welcher Zeit die Lebensenergie Qi in welcher Leitbahn, bzw. in welchem Meridian oder Funktionskreislauf, ihre höchste Konzentration hat (siehe Abb. 16). Für die ersten Schritte in der Alchemie der Balance reicht es, die Auswahl der Übungszeit seinen Bedürfnissen und Möglichkeiten anzupassen.

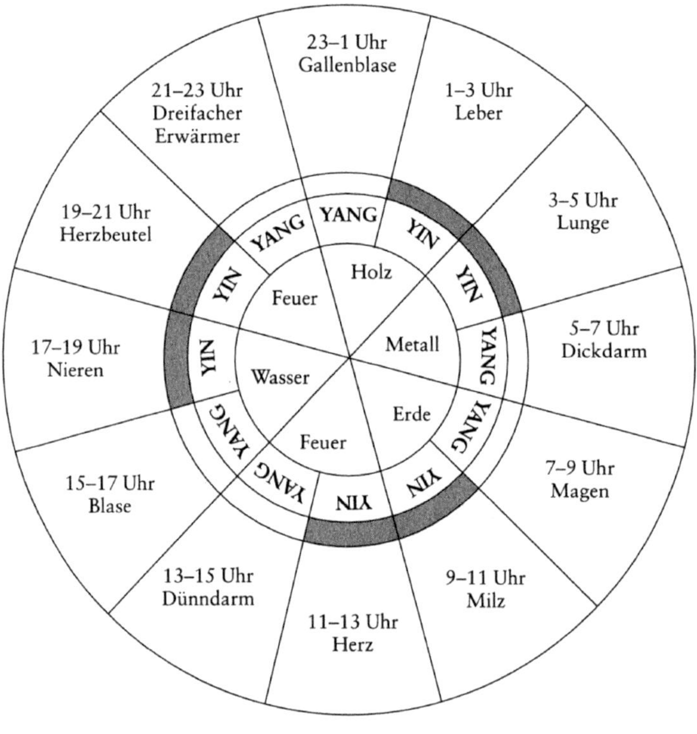


*Abb. 14*

Es bringt nichts, sich zur Einhaltung bestimmter Übungszeiten zu zwingen, weil es nur zusätzlichen Stress bedeutet. Haben Sie die ersten Schritte des regelmäßigen Übens gemacht, werden Sie mit zunehmender Harmonisierung und Energetisierung die für Sie beste Zeit erkennen. Lassen Sie sich Zeit und wachsen Sie in eine natürliche Übungsdisziplin hinein, dann werden Sie auch langfristig gerne üben. Über eine feste Übungszeit hinaus empfiehlt es sich, die grundlegenden Anforderungen wie Polarisierung, Zentrierung, Entspannen und Atmen sooft Sie können auch im Alltag anzuwenden. Gelegenheiten dazu gibt es genug. Die Zeiten z.B. in Bus oder Bahn, als Beifahrer, wartend an der Bushaltestelle oder während der Arbeitspause lassen sich hervorragend nutzen, um etwas für sich selbst zu tun. Zeit zum Üben hat man also immer irgendwie.

In Bezug auf die stufenweise Entwicklung in der alchemistischen Praxis, sollte man die Qigong-Praxis den Jahreszeiten, denen klimatische und energetische Eigenschaften zugesprochen werden, anpassen. So lassen sich der Tagesrhythmus und der Jahreszyklus für die alchemistische Entwicklung nutzen und man lebt deutlich intensiver mit der Natur.

## Der Übungsplatz

Am Anfang ist es sinnvoll, einen Ort zu finden, z.B. in der Wohnung, an dem man sich wohl fühlt, ungestört und vor widrigen Witterungsverhältnissen geschützt ist. Es sollte sichergestellt sein, dass man nicht gestört wird, z.B. durch Telefonklingeln. Auf dem Übungsplatz in der Wohnung sollte man je nach Übung sitzen, stehen oder liegen können.

Der Ort sollte gut belüftet sein und eine angenehme Atmosphäre haben. Hinderlich sind Durchzug, schlecht temperierte Räume, Strahlungsquellen wie elektromagnetische Felder, Handys. Man sollte nicht zu erschöpft sein, evtl. macht man erst eine kurze Regenerationspause. Ist man zu hungrig oder hat gerade erst gegessen, kann man sich nicht ganz auf die Übung einlassen. Die Sitzgelegenheit, für die man sich entschieden hat, sollte nicht zu hart oder zu weich und in der Sitzhöhe so bemessen sein, dass die Oberschenkel eine waagerechte Ausrichtung haben. Über dem Kopf sollte keine Stromquelle wie z.B. eine Lampe aktiviert sein. Im Freien sollte man darauf achten, dass man nicht in der prallen Sonne, im starken Wind oder Regen oder bei Gewitter übt. Auch ein Platz draußen sollte sichtgeschützt sein. Folgt man seiner Intuition, findet man draußen einen Platz, der einem gut tut. Jeder Platz, ob drinnen oder draußen, kann mit positiver oder negativer Energie (Qi) geladen sein.

Die Sichtweise vom Universum stammt aus der über 3500 Jahre alten Wissenschaft des Feng Shui.

Feng Shui (Wind und Wasser) bezieht sich auf die Erde, ihre Berge, Täler und Wasserläufe, deren Form und Größe. Feng Shui ist die Wissenschaft der Auswahl und Gestaltung unseres Umfelds in Natur, Haus, Wohnung und Zimmer. Auch Feng Shui strebt nach dem harmonischen Gleichgewicht von Yin + Yang sowie den 5 Wandlungsphasen Feuer, Erde, Metall, Wasser und Holz. Mit Feng Shui kann man die Disharmonien in der Umwelt und die unmittelbare Wohn- und Arbeitsumgebung verbessern, um die lebensnotwendige Balance und Harmonie weiter zu stärken (siehe Literatur). Für die Anfänge reicht ein gut belüfteter Platz in der Wohnung oder der Natur, an dem man sich wohl fühlt und ungestört ist.

## Wuwei

Sind die Informationen und das praktische Experimentieren mit den entsprechenden Erfahrungen erst einmal „verdaut", sollte man in der Lage sein, ausgerichtet, mit gelöster, abgesenkter und im Unterbauch zentrierter Energie einige Zeit sitzen zu können. Hat man das „Feuer des Herzens" durch Haltungskorrektur entspannen und lösen können, so dass es mit der Vorstellungskraft zum Kühlen ins „Wasser des Bauches", ins Untere Dantian, fließen kann, sollten Kopf/Gedanken und Brust/Gefühle, Wünsche usw. leer gelaufen sein. Durch regelmäßiges Üben wird man sicherer in der Ausführung und der Geist kann mehr und mehr zur Ruhe kommen. Song, das Lösen der Gedanken und das „Mental-zur-Ruhe-Kommen", kann jetzt weiter zugelassen werden. Auf der Grundlage des gelösten, ausgerichteten, zentrierten Sitzens ruht man in sich selbst und ist in die „Stille" eingetreten. Dies nennt man den Qigong-Zustand bzw. Ru Jing, „in der Stille ruhen". Dieser Zustand ist die Grundlage allen weiteren Übens. Das theoretische Verständnis und das praktische Tun bekommen durch die Idee des Wuwei weiteren Tiefgang. Wuwei ist eine zentrale daoistische Idee, die oft mit absichtslosem Handeln oder Handeln ohne zu tun interpretiert wird.

Die Schöpfung gibt 90 %, der Mensch tut 10 % dazu. Die Schöpfung lässt uns Wesen mit Körper/Geist/Seele sein. Ein wenig gibt der Mensch selbst als Teil der Schöpfung dazu. So kann er mit der Natur harmonieren und sich durch sanftes Dazutun voll entfalten. Das impliziert eine Haltung des Geschehen-Lassens und die Enthaltung eines gegen die Natur gerichteten Handelns. Im Wuwei fließen Teilaspekte des Übens, wie z.B. Natürlichkeit, das rechte Maß und Loslassen zu einem Konzept zusammen, auf das letztlich der gesamte Lebenswandel ausgerichtet wird. Es heißt, innerlich pflegt man die wahre Wesensnatur und äußerlich den rechten Lebenswandel. Die alten Daoisten erkannten, dass die Handlungen der Wesen spontan im Einklang mit den Gesetzen und Regeln des allumfassenden Einen, des Dao, entstehen. Übereifer und blinder Aktionismus jedoch stehen dem Zustand der inneren Stille, der zur richtigen Zeit die richtige Handlung hervortreten lässt, im Wege. Wird die Idee des Wuwei verinnerlicht, erkennt man intuitiv, sich den Gegebenheiten mit seinem Tun anzupassen. Mit dem rechten Maß, so wenig wie möglich, so viel wie nötig, ohne sich unnütz zu erschöpfen. Schon mit den Grundübungen erreicht man seine „Mitte", beruhigt durch das Absenken des Herzfeuers seine Begierden, Wünsche, Gefühle und Gedanken. Das Trübe ist abgesunken, das Klare oben. Aus der Ruhe des Kopfes und der Brust erwächst Intuition und neue Kreativität. Hält man auch nach der Übungszeit seinen Körper ausgeglichen, die Haut, Muskeln, Sehnen und Organe entspannt, die Energie abgesunken und zentriert, kann man leicht erkennen, in welcher Situation die Brust und der Kopf wieder voll und der Bauch leer werden. Dieses Erkennen lässt sich für einen Selbstklärungsprozess nutzen. Es mag sein, dass es auf dem Weg des Übens zu Krisen kommt. Diese Krisen sind Freunde, deren Lektion man besser mit kompetenter Führung meistert. Krisen bringen Veränderung, nutzt man die Veränderung kreativ, sind sie von großem Nutzen. Beim Erlernen und Praktizieren der angewandten Alchemie, stehen das Tun, die Übung und die Anwendung im Alltag im Vordergrund und nicht das kopflastige Denken. Die Anwendung von Wuwei lässt das Boot sich dem Seegang anpassen, der Steuermann gibt nur sanft und achtsam Richtung. So verschmelzen Boot und Steuermann mit dem Ozean und dem Wind zu einer Einheit. Der Steuermann wird jeweils im richtigen Moment das tun, was getan werden muss, um so ökonomisch wie möglich voran zu kommen und ein Kentern zu verhindern. Man akzeptiert die Gegebenheiten. Ohne sich zu verlieren oder übereifrig zu handeln, geht man mit der Veränderung, in sich ruhend. Mit klarem Kopf und Herzen wird man zur rechten Zeit die rechten Entscheidungen treffen und sich an vielem nicht mehr so aufreiben. Dem Wuwei folgen, heißt, erst durchatmen und die Dinge (gemäß ihrer Natur) sich entwickeln lassen. Man kann ruhig seine Ziele haben, das Erreichen der Ziele soll aber nicht mit kopflastigem Eingreifen erzwungen werden.

## Die 8 Stufen der Inneren Alchemie

Nachdem man sich die Grundlagen des Übens, die Anforderungen der Vorbereitungen, theoretisch und praktisch erarbeitet hat, wird sich jeder, seinen Zielsetzungen entsprechend, das für ihn passende Übungssystem auswählen. Es gibt eine Vielzahl von Methoden und Systemen, die unter dem Begriff Qigong zusammengefasst sind. Die unterschiedlichen Methoden und Schulen, mit den vielfältigen Zielsetzungen, haben die Gemeinsamkeit, dass sie mit den Grundelementen der Inneren Alchemie: Lebensessensenergie (Jing), Lebensenergie (Qi) und der geistig-psychischen Energie (Shen) arbeiten. Diese Arbeit mit den Grundelementen bezieht sich auf: bewahren, auffüllen, nähren und umwandeln bzw. veredeln.

Bei den Alchemisten heißt es:

Den Körper üben, um die Essenz zu nähren (Lian Ti Hua Jing)
Die Essenz üben, um das Qi zu nähren (Lian Jing Hua Qi)
Das Qi üben, um den Geist zu nähren (Lian Qi Hua Shen)
Den Geist üben, um zum Ursprung zurückzukehren (Lian Shen Huan Xu).

Um dies zu erreichen, entwickelten sie unterschiedliche Wege mit Stillen Übungen (Jing Gong), Bewegten Übungen (Dong Gong), Atemübungen (Tuna Gong), sexuellen Übungen, ekstatischen Übungen sowie Übungen mit den drei himmlischen Schätzen Sonne, Mond und Sterne. Im Übungsteil finden sich Beispiele für Stille Übungen, Bewegte Übungen und Atemübungen. Allen Übungswegen gemein ist das Durchlaufen der klassischen acht Stufen der Inneren Alchemie. Sie sind Überblick und Orientierung sowohl für den Qigong-Interessierten und Qigong-Einsteiger als auch für Fortgeschrittene. Alle

Qigong-Methoden haben zumindest Ansätze der Inneren Alchemie. Die alchemistische Arbeit mit den drei Schätzen Jing, Qi und Shen lässt sich klassisch in 8 Stufen der Entwicklung bis hin zur Erleuchtung bzw. Unsterblichkeit zusammenfassen.

Die Acht Stufen der Inneren Alchemie:

1. Jing bewahren (Cang Jing)
2. Jing auffüllen (Bu Jing)
3. Jing umwandeln (Lian Jing)
4. Qi nähren (Yang Qi)
5. Qi umwandeln (Lian Qi)
6. Shen nähren (Gu Shen)
7. Shen umwandeln (Lian Shen)
8. Shen mit der Leere vereinen (Shen Gui Xu Wu)

Wer mit seiner Übungspraxis das höchste Ziel der Alchemie erreichen will, muss alle acht Stufen der Inneren Alchemie meistern. Beim Erarbeiten der einzelnen Entwicklungsstufen erschließt sich die Bedeutung des Konzepts der drei Schätze (San Bao) mit den drei allgemeinen, äußeren und inneren Schätzen. Man erkennt die Bedeutung und Konsequenzen seines Lebenswandels, Verhaltens, seiner Denkgewohnheiten und seines Umgangs mit dem Körper, seinen Energien und Gefühlen. Die alte daoistische Kunst der Lebenspflege, Langlebigkeit und geistigen Unsterblichkeit, kann von Jedermann/-frau lebendig in den eigenen Alltag integriert werden. Wissen wird hier zur Hilfe, sich Schritt für Schritt zu harmonisieren, zu kultivieren und zu entwickeln. Die Essenz der angewandten Alchemie ist überkulturell und schon das Praktizieren des „Kleinen Einmaleins“ der angewandten Alchemie bringt einen balancierenden, nährenden und umwandelnden alchemistischen Prozess in Gang.

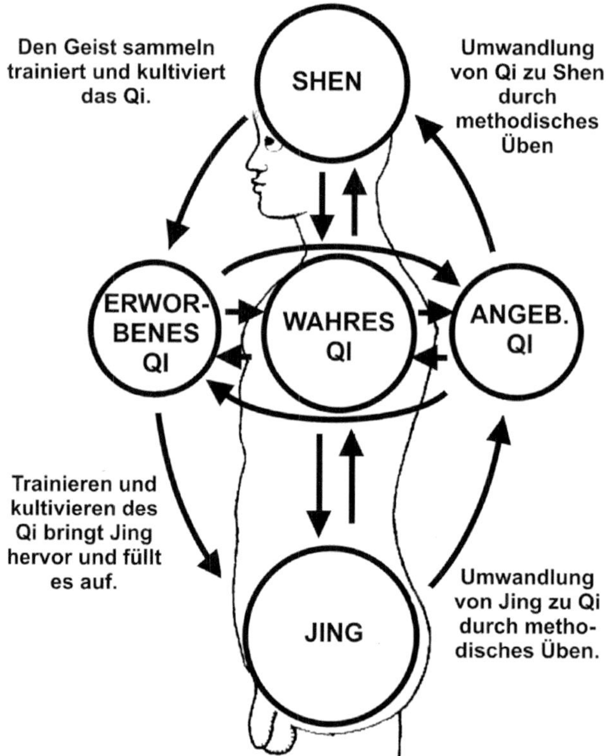


*Abb. 15: Vereinfachte Darstellung des Funktionskreislaufes der Umwandlung, Förderung und des Auffüllens von Jing, Qi und Shen. Praktizierbar wird diese alchemistische Arbeit durch Atemübungen, Stille Übungen und Bewegte Übungen sowie durch Meditation. Angestoßen wird dieser Funktionskreislauf schon durch die Vorübungen mit den Grundanforderungen Ausrichten, Lösen und Absenken, im Unterbauch einsammeln und Fließen-Lassen.*

Erste und zweite Stufe: Jing bewahren (Cang Jing) und Jing auffüllen (Bu Jing)

Die grundlegende Energie des Menschen mit ihren unterschiedlichen Aggregatzuständen ist eine Einheit und die Arbeit auf einer Ebene, mit einem Energie-Aggregatzustand, hat Aus- bzw. Rückwirkungen auf alle anderen Aggregatzustände. Denkt man z.B. zu viel, grübelt und macht sich um alles und jeden zu viele Gedanken, wird das die Energie, welche im Gehirn/Kopf wirkt (Shen), aufzehren. Kopflastigkeit über einen längeren Zeitraum wird auch die anderen Energien (Qi und Jing) aufbrauchen. Jing bewahren heißt also zunächst einmal, sich nicht zu viele Gedanken zu machen und alles bis ins Kleinste zu analysieren, alles extrem zu planen und sich für alles verantwortlich zu fühlen. Schon mit den zuvor genannten Übungen zur Vorbereitung werden Kopf und Brust leer und der Bauch voll. Das Absenken des Herzfeuers hilft, das Zerstreuen des Jing zu verhindern und folglich Jing zu bewahren. Zur Ruhe zu kommen, keinen verzehrenden Lebenswandel zu führen, heißt, das nach außen strebende Jing nach innen zu bewahren. Jing ist die Grundlage von Energie (Qi) und geistig-psychischer Energie (Shen). Der Raum für Jing im Körper ist das Becken, folglich hat Jing einen starken Bezug zum Umgang mit den Sexualorganen. Beim Mann zählen Sexualflüssigkeiten, Speichel und Lymphe zu den Jing-tragenden Säften. Bei der Frau zählt die Pflege des Blutes zum Hauptaspekt, um Jing zu bewahren. Große Jing-Verluste ergeben sich vor allem bei der Ejakulation des Mannes und bei der Menstruation und den Geburten der Frau. So wurden Übungen entwickelt, welche mit sexueller Energie arbeiten, diese kanalisieren, um sie zu bewahren und gleichzeitig zu veredeln. Dem Mann obliegt die Aufgabe, mit seinen Sexualflüssigkeiten hauszuhalten, der Frau, ihr Blut zu kontrollieren, zu pflegen und die monatliche Blutung zu mindern oder gar ganz einzustellen. Aus der Jin Dan Dao-Tradition ist die Übung „Pflege der sechs Kugeln (Liu Qiu)“ überliefert. Hält man die Abgabe von Samenflüssigkeit und Menstruationsblut in Balance und enthält sich während der ersten 100 Tage seiner Qigong-Praxis sexueller Aktivitäten, werden zusätzlich die sechs Kugeln gepflegt.

Die sechs Kugeln:

Männer: 2 Augen, 2 innere Nieren, 2 äußere Nieren (Hoden)
Frauen: 2 Augen, 2 Nieren, 2 Brüste

Die Pflege der Augen lässt sich mit Selbstmassage um die Augenhöhlen und mit warmgeriebenen Handflächen, die auf die Augen gelegt werden, einfach umsetzen. Durch vielfältige Augenübungen lassen sich der Leber-Qi-Fluss und die Herzwirkung verbessern. Werden die Augen überbeansprucht, schwächt dies Shen und schließlich auch, bei anhaltender Überbeanspruchung, das Qi und Jing. Extreme Bildschirmarbeit, wie es heute durch die Verbreitung der Computer schon normal ist, sowie viel Fernsehen, zehrt Shen auf und schließlich auch Jing. Auch die Nieren als Jing-Speicher lassen sich mit warmgeriebenen Handflächen pflegen. Die Nieren zu wärmen ist eine grundlegende Empfehlung. Viele Übungen zielen auf das Wärmen der Nieren, damit das Gehirn genährt werden kann. Mit Nierenwärmen, z.B. durch sanfte Massage, lässt sich die Nierenfunktion verbessern sowie das Nieren-Qi und die Lendenwirbelsäule stärken. Hat man seine Nieren kreisend „gestrichen“, sammelt man seine Aufmerksamkeit zum Abschluss auf dem Mingmen, der auch Hinteres Dantian (Hou Dantian) genannt wird. Auf allen drei Jing-Stufen (bewahren, stärken, umwandeln) wird für den Mann die Eisenkugelübung empfohlen (Tie Dan Gong), bei der die Hoden sanft massiert und gezogen werden und die sexuelle Energie durch Lösen zur Lendenwirbelsäule geleitet wird, damit die Nieren, vom Mingmen ausgehend, gewärmt werden können. Der Frau wird die Übung der kreisenden Brustmassage (Shuang Ru Gong) empfohlen, mit der sie ihr Blut aktivieren, reinigen und verbessern kann. Für die Frau ist Blutpflege wichtiger als Jing-Pflege bzw. Blutpflege ist Jing-Pflege (auch für den Mann), da der Ursprung von Essenz und Blut gleich ist. Auch mit Äußerer Alchemie lässt sich Jing bewahren und auffüllen. Vielerlei Kräuter, Wurzeln und Mineralien sind dem Jing förderlich. Jing zu bewahren und aufzufüllen erreicht man, neben der Ausrichtung seines Lebenswandels und dem Zentrieren der Energie, zusätzlich über die Nahrung. Schwarze Lebensmittel wie Mohn, Sesam, Wurzeln sowie Schalentiere, wie z.B. Muscheln und Krabben, stärken das Jing. Seine Mahlzeiten mit einer heißen Kraftsuppe abzuschließen, hilft das Jing zu bewahren und aufzufüllen. Bei der daoistischen Diätetik wird in der Auswahl der Nahrungsmittel besonderer Wert auf das Säure-Basen-Gleichgewicht gelegt, welches der Energiearbeit äußerst dienlich ist. „Jing bewahren“ heißt, maßvoll zu leben, sorgsam mit den Energien des Körpers, des Geistes und dem Blut umzugehen. In der Lebenspflege und für die Entfaltung seines vollen Potenzials ist es elementar, Jing zu bewahren und aufzufüllen. Betankt der Fahrer sein Fahrzeug mit Benzin, entspricht das Benzin dem Jing, der Verbrennungsprozess im Motor und die Umwandlung in kinetische Energie (Bewegung) dem Qi und die Kontrolle des Fahrers über das Fahrzeug dem Shen.

Jeder Fahrer wird eine Fahrweise anstreben, die Benzin spart, verschleißarm ist und er wird rechtzeitig den Tank wieder auffüllen. Mangel an Jing kann man durch gute und ausgewogene Ernährung, Enthaltung von Drogen, Alkohol, Nikotin, Kaffee, starkem Tee und scharfen Gewürzen vermeiden und ausgleichen. Als Übungen sind vor allem Atemübungen geeignet, bei denen das Atem-Qi gedanklich in das Untere Dantian geführt wird. Auch die Übung der Stehenden Säule und Bewegte Übungen, wie z.B. Taijiquan, Can Si Gong oder Luo Han Gong sind geeignet, um Jing zu bewahren und aufzufüllen. Es sei hier nochmals auf den Aspekt der angeborenen Essenz hingewiesen, deren Verbrauch sich durch erworbene Essenz, mittels Nahrung, Atmung und Übung, verringern und verzögern, aber nicht gänzlich vermeiden lässt. Ewige Jugend heißt hier nicht ein faltenfreies Gesicht, und Langlebigkeit zielt nicht nur darauf, dem Leben viele Jahre zu geben, sondern den Jahren viel Leben.

## Die dritte Stufe: Jing umwandeln/Lian Jing

Ein Umwandlungsprozess, auf welcher energetischen Ebene der angewandten Alchemie auch immer, kann nur im Zustand der inneren Ruhe passieren. Oft macht man den Fehler, diese Phase zu stark zu forcieren und mit zu viel Kraft und Anstrengung an die Übungen heranzugehen. Schon weiter vorne wurde die Bedeutung der Grundanforderungen, das Erreichen des Qigong-Zustandes, beschrieben, der letztlich ein Zustand des Wuwei, des Geschehen-Lassens mit dem sanften kleinen Anteil des Mit-Der-Natur-Gehen ist.

Sind die Begierden still, Körper und Geist ruhig, lässt sich Jing bewahren und auffüllen, was zur höheren Qualität des Qigong-Zustandes führt. Zum Umwandeln, Veredeln, von Jing zu Qi und Shen, nutzt man Übungen, welche die sich zerstreuende Essenz-Energie ins Untere Dantian zurückführen. Übungen mit dem Unteren Dantian (Dantian Qigong), Atemübungen und Übungen der Himmlischen Kreisläufe sind grundlegend für einen jeden alchemistischen Veredelungsprozess. Die vier Aspekte der Grundanforderungen - Ausrichten, Lösen und Absenken, im Unteren Dantian sammeln und Fließen-Lassen - zeigen, dass schon bei „Anfänger-Übungen" auf dem Niveau der Inneren Alchemie geübt wird.

Beherrscht man diese Grundanforderungen, lässt sich mit Übungen zur Aufnahme von Qi aus der Natur die aufgenommene Energie durch Lösen, Absenken und Sammeln im Unteren Dantian, bewahren, auffüllen und veredeln. Es sei hier nochmals darauf hingewiesen, dass zum Praktizieren Innerer Alchemie nicht zwangsläufig komplizierte Methoden oder Systeme nötig sind. Angewandte Alchemie heißt zunächst einmal, die Grundlagen mit ihren Übungen zu beherrschen. Beherrscht man sie, wird der so erreichte Qigong- (Wuwei) Zustand zum Ausgangspunkt für weitere Entwicklung. Mit wenig viel erreichen, heißt hier, mit einfachen Übungen zur Entspannung, Ruhe und energetischen Zentriertheit zu kommen, maßvoll seinen Lebenswandel zu gestalten, sich ausgewogen und gut zu ernähren, viel an der frischen Luft zu sein und ein harmonisches Verhältnis von Bewegung und Ruhe zu halten. Ein starkes Jing verteilt sich in Qi, bzw. kinetische Energie = Bewegungen. Verausgabt man sich nicht durch Bewegung, kann durch den Ruheanteil der Bewegung rückwirkend Qi mit Jing gemischt, also genährt, werden.

### Die vierte Stufe: Qi nähren (Yang Qi)

Jede Art von Bewegung, wenn sie mit Verbindung zum Unteren Dantian und nicht exzessiv durchgeführt wird, aktiviert und vermehrt Qi. Bewegungsmangel führt zur Stagnation von Säften und Qi. Sie kennen das belebende Gefühl nach dem ersten Frühlingsspaziergang oder nach einem Tanzabend. Bewegung ist eine grundlegende Eigenschaft des menschlichen Körpers und für die Bewegung ist er vollkommen ausgerüstet. Die Batterie eines wenig gefahrenen Fahrzeugs ist schneller erschöpft als die eines viel gefahrenen. Ein extrem gefahrenes Fahrzeug wird an erster Stelle zum Verschleiß des Fahrzeuges führen. Angewandte Alchemie zielt auf die Balance von Yin+Yang, von Bewegung und Ruhe, wobei die Ausgewogenheit von Bewegung und Ruhe grundlegend für nährende Prozesse ist.

Qi ist eine Energie, die in unterschiedlichen Frequenzen schwingt. Vereinfacht kann man sagen, Qi schwingt in höherfrequenten und niederfrequenten Frequenzen. Die Traditionelle Chinesische Medizin unterscheidet eine Vielzahl verschiedener Qi-Qualitäten mit unterschiedlichen Aufgaben und Funktionen im menschlichen Organismus.

Zunächst hilft es, Qi in äußeres und inneres Qi zu differenzieren. Äußeres Qi ist das Qi der Umgebung, welches sich in allen Manifestationen in unterschiedlicher Frequenz zeigt. Durch Bewegungsübungen sammelt man äußeres Qi, welches dann durch Konzentration in den Dantian verdichtet wird. Mittels Atemübungen wird das äußere Qi nach innen aufgenommen, wobei die Einatmungsphase und die Nichtatemphase, nach dem Einatmen, länger als die Ausatemphase durchgeführt werden. Verbrauchtes inneres Qi wird durch eine längere Ausatemphase nach außen abgegeben. Das aufgenommene Qi mit seinen unterschiedlichen Qualitäten wird in den Dantian, zunächst im Unteren Dantian, gesammelt, vermischt und verdichtet. Der normale Mensch atmet Qi in der Regel nur bis zur Kehle, vielleicht bis in den Brustkorb, höchstens aber bis zum Solarplexus. Nach und nach gelingt es mit Übungspraxis, Qi bis in den Unterbauch zu atmen, was dem Nähren des Qi, dem Jing-Auffüllen und Vermischen Rechnung trägt. Auch beim Nähren des Qi braucht man nicht mit komplizierten Methoden zu verfahren. Fortgeschrittene atmen mit der Haut, den fünf Herzen sowie den Energiezentren des Kleinen Himmlischen Kreislaufs äußeres Qi ein, welches sie mit stillen Übungen in den Dantian sammeln und verdichten, um z.B. Jing aufzufüllen. Hier zeigt sich die Bedeutung der Übung des Kleinen Himmlischen Kreislaufs als grundlegende Übung der alchemistischen Arbeit.

## Die fünfte Stufe: Qi umwandeln (Lian Qi)

Qi in Shen zu veredeln ist die Stufe, auf der die Grenze von Energiearbeit und Meditation verläuft. Hat man regelmäßig die Grundlagen der Übungen praktiziert, sollte es möglich sein, tiefere geistige Beruhigung zu erreichen. Wieder sehen wir, dass keine Übungspraxis zum wirklichen Erfolg führen wird, wenn die Grundlagen nicht gemeistert wurden. Und wieder ist es die Qualität des Qigong-Zustandes, die zu Qualität in der Stillen und Bewegten Übung oder Atemübung führt. Im geistig ruhigen und körperlich gelösten und zentrierten Zustand ist es ein Leichtes, zum sogenannten Embryonalatmen zu kommen. Dabei wird mehr und mehr der physische Atemvorgang durch die Bewegung von Qi ersetzt. Hier lässt sich verstehen, warum Qi unter anderem auch als Atem verstanden wird. Am weitesten verbreitet ist die Übung des Kleinen Himmlischen Kreislaufs (Xiao Shou Tian), mit der sich Jing zu Qi und weiter zu Shen veredeln lässt. Im Verlauf dieser Übungen wird die im Unterbauch gesammelte Energie durch die auf der hinteren und vorderen Mediallinie liegenden Meridiane (Ren Mai - Du Mai) geführt. Dabei passiert die Energie alle drei Dantian. Um Qi zu Shen zu veredeln, kommt der Verbindung des Mittleren und Oberen Dantian besondere Bedeutung zu. Auch hier sind die körperliche und geistige Ausrichtung, das Lösen, Absenken und Einsammeln des Qi sowie das Fließen-Lassen der Energie der grundlegende Prozess. In der Übung lässt man das Qi aktiv auf der hinteren und vorderen Leitbahn, mit seinen Energiezentren, durch sanfte Führung fließen.

Am geeignetsten zum Nähren des Qi sind Übungen des Bewegten Qigong (Dong Gong), wie z.B. Taijiquan, Methoden des Tuna Gong und die Atemmethoden des Stillen Qigong (Jing Gong). Richtig nähren lässt sich das Qi der drei Ebenen nur mit dem Einsammeln in den drei Dantian. Grundlage für das Einsammeln in den drei Dantian sind ein geöffneter Scheitelpunkt (Baihui), ein gelöster Stirn- und Hinterkopfbereich, ein gelöster, geöffneter Brustbereich, das heißt: vorne, das Brustbein gesunken, hinten, zwischen den Schulterblättern gelöst und Rücken sanft angehoben. Das in den gelösten Unterbauch abgesenkte Qi lässt sich dort mittels Vorstellung und Atemmethoden verdichten. Dieses zu einer goldenen Kugel verdichtete Qi entspricht der ersten Stufe des goldenen Elixier (Jin Dan) der Inneren Alchemie. Qi zu nähren bedeutet praktisch, während der Bewegten Übungen ausgerichtet zu sein sowie ein Lösen, Absenken und vor allem ein Einsammeln im Untere Dantian. Haltungsstrukturen sollen immer ausgeglichen, vor allem der Brustkorb gelöst, leer und durchlässig sein. Im Bewegten Qigong ist der Aspekt der inneren Ruhe und Zentriertheit ein gleichberechtigter Partner der Bewegung. Zusätzlich empfiehlt es sich, Stille Übungen mit und ohne bewusste Atemführung zu praktizieren. Die Bedeutung des Stillen Sitzens wird nachfolgend noch deutlicher.

### Die sechste Stufe: Shen nähren (Gu Shen)

Alle bewegten und stillen Übungen, welche geübt werden, bereiten letztlich auf diese Stufe vor. Die Schlüsselstellen des Körpers wurden geöffnet, Energie unter Kontrolle gebracht und dessen Fluss geregelt. Meditation wird zur Hauptübung, durch die weiteres Voranschreiten möglich wird.

Auf dieser Stufe übt und verfeinert man tiefe körperliche und geistige Entspannung mittels der Praxis von Meditation. Meditieren heißt hier, die Stille zu kultivieren. Nur in der Stille kann die geistig-psychische Energie (Shen) sich sammeln und nähren. Unruhe, geistig emotionale Überaktivität, wird das Shen verzehren und auch letztlich Qi und Jing aufbrauchen. Ohne die Pflege der geistigen Ruhe/Stille wird man langfristig unkonzentriert, mit nachlassender Gedächtnisleistung. Es kommt zu Schlafstörungen und einem Zustand der Lethargie und Apathie. Zerstreute, aufgebrauchte Shen-Energie zeigt sich in den Fenstern des Geistes, den Augen. Sie werden stumpf und sehen leer und ausdruckslos aus. Es empfiehlt sich, das Üben von stillen und bewegten Übungen immer mit einer Zeit der Meditation abzuschließen. Dabei richtet sich der Aufmerksamkeits-Fokus auf die Leere, die Stille. Das Nähren von Shen hat Rückwirkungen auf die Ebenen von Jing und Qi, die ja mit Shen ein einheitliches Netzwerk bilden.

Ein Abgrenzen der drei Schätze wird der Wirklichkeit von Jing, Qi und Shen nicht gerecht. Sehr oberflächlich lässt sich feststellen, dass Shen im Gehirn, Qi in Brust und Bauch, Jing in Becken, Nieren und Genital wirkt.

Jing ist also die Quelle des Lebens, Qi ist das Potenzial, zu aktivieren und zu bewegen und Shen ist die Vitalität, die hinter Jing und Qi steht. Bewegung ist Manifestieren von Qi, instinktive organische Prozesse reflektieren Jing und das menschliche Bewusstsein verweist auf Shen. In der Inneren Alchemie heißt es, sexuelle Aktivitäten zerstreuen Jing, Emotionen zerstreuen Qi und Verlangen und Anhaftung zerstreuen Shen. Kann man Shen nähren, wird der Entschluss zur sinnvolleren Lebensführung leichter fallen und auch die Praxis des Qigong, der angewandten Alchemie, wird lockerer und natürlicher. Den Geist bzw. dessen Energien zu nähren, bedeutet in der Praxis, den Bereich des Oberen Dantian mit seinen Energiebereichen zu öffnen, durchlässig zu machen, damit der Kern dieses Dantian kultiviert werden kann. Nach den Vorbereitungen und dem Aufrechterhalten des Qigong-Zustandes praktiziert man die Stille mit dem Sammeln der Aufmerksamkeit auf den Kern des Oberen Dantian. Diese Region findet man, indem man die Zungenspitze vom harten Gaumen zum weichen Gaumen führt. Ca. drei Finger breit darüber findet sich die Stelle des Niwan. Kultiviert man diese Stelle, lässt sich das geistige Potenzial wecken und besondere Fähigkeiten können sich einstellen. In den letzten Stufen der Inneren Alchemie wird es unabdingbar, absolut natürlich im „Wuwei-Zustand“ verweilen zu können. Nichts wird mehr gewollt, forciert, erzwungen. Die Wahrnehmung und Kontrolle über das innere und äußere Qi sollten sich hier deutlich vertieft haben.

Die alten Dao-Meister unterscheiden zwischen erworbenem Geist (Shi Shen) und ursprünglichem Geist (Yuan Shen). Der erworbene Geist besteht aus allem angeeigneten Wissen, Konditionierungen und Interpretationen. Die gedankliche Aktivität mit ihren Bewertungen, Meinungen und Gewohnheiten entspringt dem erworbenen Geist. Diese Aktivitäten gilt es loszulassen und zu reinigen, bis sie sich beruhigen. Diese Decke über unserem Geist aufzulösen, führt zu tiefer geistiger Ruhe, und der Blick auf den ursprünglichen Geist, der in direktem Kontakt zu dem sogenannten Übergeist steht, klärt sich. Ist dieser Schleier vom ursprünglichen Geist genommen wird Erleuchtung möglich. Die angestrebten Ziele der Alchemisten manifestieren sich in drei Stufen der Unsterblichkeit: Von der Erleuchtung zum Erwachen und weiter zur „Todlosigkeit".

<u>Die siebte Stufe: Shen umwandeln (Lian Shen)</u>

Ist die geistig-psychische Energie Shen gut genährt und geklärt, lässt sich der Geist immer tiefer entspannen. Die geistige Entspannung mit der vollkommenen geistigen Ruhe verläuft in fünf Stadien.

1. Standard Unruhe
2. Ab und zu einmal ruhig, die meiste Zeit jedoch unruhig
3. Leicht ruhig zu sein, aber auch leicht wieder ruhelos
4. Die meiste Zeit ruhig, nur ab und zu unruhig
5. Jederzeit ruhig

Der Prozess der Veredelung von Shen findet von selbst statt, wenn es gelingt, den Geist immer tiefer zu entspannen. Beachtet man die Gedanken nicht weiter, werden sie nachlassen und die Oberfläche des Geistes wird ruhig und reflektiert wie ein Spiegel. Nichts wird festgehalten. Nach und nach sinken die Trübstoffe und neben dem Blick in den leeren Spiegel wird die Sicht auf den Grund frei. Der Geist ist ohne Gedanken und das ist reiner Geist. Der Mensch wird zum Beobachter ohne an tauber, toter Leere festzuhalten. Ist man nicht zu nachlässig und nicht zu übereifrig, erwacht aus der Tiefe des ursprünglichen Geistes unser unsterbliches Wesen. Schon mit der sechsten Stufe, dem Nähren des Shen, entsteht im Bereich des Mittleren Dantian unser unsterblicher, spiritueller Embryo (Shen Tui), welcher ausgewachsen dem reinen Geist entspricht.

<u>Die achte Stufe: Shen mit der Leere vereinen (Shen Gui Xu Wu)</u>

Hier sollten alle Trennungen, Polaritäten und Dualismen aufgehoben sein. Sind die energetischen Aggregatzustände Jing, Qi und Shen zu ihrer subtilen Form veredelt, bildet sich daraus reines Yang-Qi, welches mit der siebten Stufe zu Yang-Shen, zu reinem Geist, veredelt wurde. In der letzten Stufe der Inneren Alchemie entwickelt man sich in die Verbindung mit dem ursprünglichen Sein, was die alten Meister mit der Rückkehr des Geistes in das Leere Nichts beschreiben.

Die Mysterien-Schulen aller Kulturen zielen auf die Rückkehr zu dem einen Wesen, dem Ur-Geist. Das Dao, das große Eine, was nichts mehr über sich hat, ist das höchste Ziel der angewandten Inneren Alchemie und die Methode, welche man benutzt, ist: Das Handeln zu nutzen, um zum Nicht-Handeln zu kommen. Hat man es soweit geschafft, werden alle Methoden und Werkzeuge aus der Hand gelegt. Man tut ohne zu tun und im ursprünglichen Sein.

„Ein Mensch, der dies erreicht, ist wahrlich ein goldener Unsterblicher (Jin Xian), der zu unendlicher Wandlung fähig ist und die Kraft besitzt, das Rad der Wandlungen und Wiedergeburten anzuhalten!"
(Seite 50, Udo Lorenzen, „Mikrokosmische Landschaften")

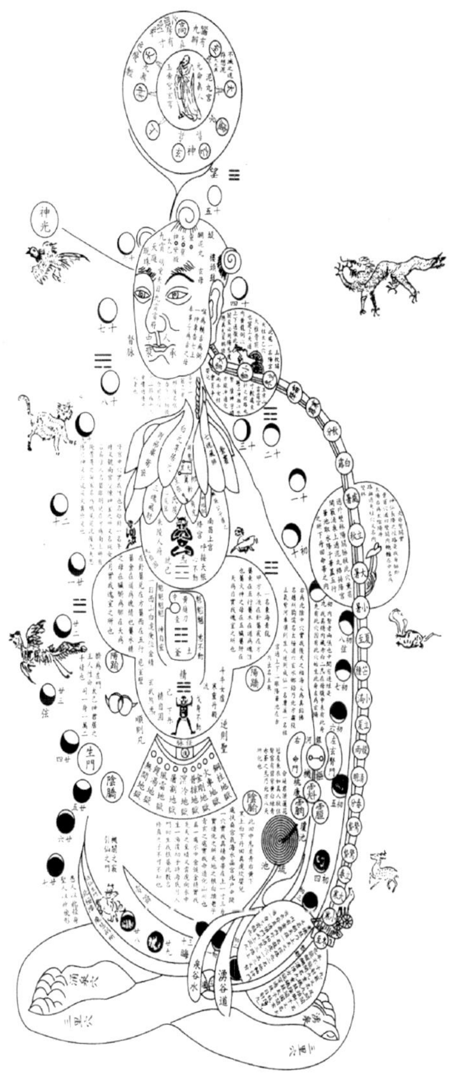


*Abb. 16*
*Darstellung der alchemistischen Arbeit mit Erklärungen zu den Regionen des Körpers. Es lässt sich anhand der „Mondphasen" der „Kleine himmlische Kreislauf" erkennen.*

# *Beispiele verschiedener Übungen*

## Die Übungen

Alle Übungsmethoden lassen sich den genannten 8 Stufen der Entwicklung in der Inneren Alchemie zuordnen. Einzelne Übungen entspringen in der Regel in sich abgeschlossenen Übungssystemen, denen in der höchsten Stufe die Übung des Geistes, die Meditation, gemein ist. Es reicht, sich auf *ein* Übungssystem zu spezialisieren. Hat man ein System für sich gefunden, beinhaltet dieses System die Arbeit auf allen 8 Stufen der Alchemie mit den entsprechenden Auswirkungen und Konsequenzen. Am Anfang stellen sich rasch positive Wirkungen ein und man fühlt sich wohl. Nach der Übungszeit ist nicht selten wieder alles beim Alten. Schnell fällt man wieder in alte Gewohnheiten, Muster und Konditionierungen zurück und kann die in der Übung erreichte Harmonisierung nicht halten. Vor allem im Alltag sollte man die gemachten Erfahrungen und Erkenntnisse anwenden lernen. Ein gelöster Unterbauch, die Atmung und die Spannung der Kau- bzw. Kiefermuskulatur sind gute Indikatoren dafür, wie lange man die Wirkung der Übungen halten kann. Wann, in welchen Situationen, sind der Bauch und der Kiefer wieder angespannt und die Atmung unruhig und flach? Hier zeigt sich, dass die eigentliche Übung der Alltag mit seinen Anforderungen ist. Mit gutem Üben kommt man zu Wirkungen, welche man für den Alltag nutzen sollte. So lässt sich nach und nach das Leben für sich optimieren und gestalten. Die Auswahl der im Folgenden vorgestellten Übungen zeigt exemplarisch Methoden mit stillen, bewegten, atemführenden sowie meditativen und selbstschützenden Schwerpunkten. Sie sind nur Beispiele von Übungen, deren leichte Erlernbarkeit und Effektivität sich vielfach erwiesen haben.

# Atmung

Unsere Atmung beeinflusst unseren Körper, Geist und schließlich unsere Lebensqualität.

Atmen ist Rhythmus, ist Leben und richtig eingesetzt, ein sehr starkes Werkzeug. Wie lange kommt man ohne Essen aus, ohne Trinken und wie lange ohne Atmen? Bis zu 80 Prozent der körperlichen Entgiftung reguliert sich über die Atmung. Es haben sich eine Vielzahl von Atemmethoden, -Techniken und gar Atemtherapien entwickelt. Mit langsamen, tiefen Atemzügen nimmt man sechs- bis zehnmal mehr Luft auf, als mit normalen, flachen Atemzügen. Bis zu 80 Prozent des eingeatmeten Sauerstoffs verbraucht das Gehirn.

Am klarsten erleben wir die Polarität und das Verbindende, Einende, an uns selbst bei der Atmung. Ein- oder Ausatmen, beides gleichzeitig geht nicht. Aber voneinander zu trennen sind sie auch nicht. Die beiden Atemphasen sind Grundlage zahlreicher Lebensprozesse. Mit der Atmung steht ein Werkzeug zur Verfügung, mit dem man die genannten Theorien praktisch erfahren, erkennen, verstehen und anwenden kann.

Beim Atmen ist es äußerst wichtig, dem Prinzip der Natürlichkeit zu folgen. Atmen Sie nie gezwungen oder unnatürlich. Das Atmen hat eine sehr starke Wirkung auf den Organismus und kann sehr große Energien freisetzen. Atmen kann auf körperlicher, geistiger, emotionaler und seelischer Ebene tiefgreifende Veränderungen bewirken und man sollte vorsichtig und natürlich mit Atemtechniken umgehen und unter Umständen, wenn Ängste oder Unwohlsein beim bewussten Atmen auftreten, einen Atemtherapeuten oder Atemlehrer zu Rate ziehen. Die Grundbedeutung von Qi ist Atem. So wird auch klar, dass Atmen nicht nur die Nasal- oder Lungenatmung meint, sondern auch energetisches Atmen. Fortgeschrittene Qigong-Übungen werden in der Phase des Nichtatmens, des Verharrens zwischen Ein- und Ausatmen, praktiziert. Der Atem und das Atmen sollen mit dem Unterbauch verbunden sein. Beobachten Sie einmal Babys beim atmen. Dort sehen Sie, wie der Bauch atmet. Im Laufe der Jahre verlernt das Kind die natürliche Bauchatmung und wechselt zu der flachen Brustatmung. Allein dies führt zu einer energetischen Schwerpunktverlagerung in den oberen Körperbereich. Erwachsene müssen erst wieder lernen, tief ins Zentrum zu atmen. Dazu wird das Zwerchfell, welches der größte Muskel im Körper ist, eingesetzt. Dies führt zu einer massierenden Wirkung im Bauchraum und zu Bewegungen der Rippen. Der Atem ist wohl der größte Heiler für unseren Körper und Atmen ist so einfach, dass sich niemand dessen unglaublicher Macht bewusst ist.

Die Atmung hat eine enge Verbindung zum vegetativen Nervensystem mit seinen zwei gegensätzlich wirksamen Kräften. Zum einen ist da der Sympathikus, welcher den Menschen auf Leistung und Belastung einstimmt. Dem gegenüber steht der Parasympathikus, der den Menschen „runterfahren“ lässt und für Erholung und Regeneration sorgt. Entsprechend diesem Wechselspiel steuert das vegetative Nervensystem auch direkt Ein- und Ausatmung, An- und Abspannung und Aktivität und Passivität. Die Atmung hat die Macht auch ihrerseits auf das Nervensystem „einzuwirken“ und die Aktivität der beiden Kräfte des vegetativen Nervensystems zu steuern. Für den Menschen unbewusst, führen Disbalancen im Denken und Fühlen zu Disbalancen im Nervensystem und damit zu Auswirkungen bei der Atmung. An der Atmung lässt sich erkennen, wie die emotionale und geistige Verfassung ist. Mit der Atmung lässt sich der emotionale und geistige Zustand regulieren. Im Rahmen der angewandten Alchemie werden Atemübungen unter dem Begriff „Tuna-Gong“ zusammen gefasst. Alle Qigong-Methoden beruhen letztendlich auf der Atmung.

Beim Aus- (Tu) und Ein- (Na) Atmen gibt man Altes und Verbrauchtes ab und nimmt Neues und Unverbrauchtes auf. Die alten Meister maßen der Fähigkeit, das dem Leben Hinderliche auszuscheiden sowie das dem Leben Förderliche aufzunehmen, große Bedeutung zu. Sie erkannten, dass sie mit Atemübungen ihre drei Schätze (Jing, Qi und Shen) reinigen und stärken konnten. Für den Alchemisten ist es unabdingbar, mit dem Atem zu arbeiten. Atemübungen zielen auf mehrere Wirkungen. Es lassen sich Yin + Yang harmonisieren, deren energetische Disbalance im Menschen auch über die Regulierung des Nervensystems, mittels Atemmethoden, positiv beeinflusst wird. Des Weiteren lassen sich die energetischen Zentren (Dantian) reinigen und stärken. Selbst die drei Körperbereiche, die Himmel-Erde-Mensch entsprechen, lassen sich mit bewusster Atemführung harmonisieren. Der Bereich des Himmels ist der Kopf und Nacken, der Bereich der Erde das Becken mit den unteren Extremitäten und der Bereich des Menschen ist der Rumpf mit Brust/ Rücken und Bauch. Mittels der Atmung können die Schlüsselstellen/ Öffnungen für die Aufnahme und Abgabe der drei Schätze gereinigt und gekräftigt werden. Lebensessenzenergie (Jing) kann man unter anderem als Nahrung über den Mund aufnehmen. Lebensenergie (Qi) lässt sich unter anderem über Luft durch die Nase aufnehmen, sowie geistige Energie (Shen) über Augen und Ohren aufgenommen werden kann. Diese Öffnungen nennt man die fünf Tore (Wu Guan). Mittels verschiedener Atemmethoden lässt sich eine bewusste Kontrolle über die Aufnahme und Abgabe der drei Schätze erreichen. Zusätzlich zu dem Ein- und Ausatmen richtet der Alchemist seine Aufmerksamkeit auf die Phasen dazwischen. Diese Nichtatemphasen entstehen natürlich und erweitern sich, wenn man sich die Mühe gemacht hat, sich die Grundanforderungen des Übens richtig zu erarbeiten und gelernt hat, diese auch zu beherrschen. Hat man einen guten Qigong-Zustand erreicht, werden der Körper entspannt, der Geist gelöst, das Qi abgesenkt und zentriert sowie das Gemüt und die Gedanken ruhig sein. In diesem Zustand werden die genannten Zwischenphasen ausgedehnter und die aufgenommene Energie aus der Luft wird im Körper zirkulieren. Durch die Tiefe der Entspannung und Lösung wird mehr Altes, Verbrauchtes herausgelöst und abgegeben sowie Neues aufgenommen. Diese „Innere Atmung" die ausschließlich durch tiefe Entspannung und ruhige Begierden entsteht, kann in den Vertiefungsstufen der angewandten Alchemie erarbeitet werden.

Beispiele für Atemmethoden

Hu Xi: Bauchatmung
Ni Hu Xi: Umgekehrte Bauchatmung
Tai Xi: Embryonalatmung/Haut-, Porenatmung
Bi Xi: Atemanhalten, Beruhigung des Atemvorgangs
Yang Qi: Atemschlucken
Xing Xi: Atem kreisen lassen

Tu Gu Na Qi Prinzip: Neu für alt
Fu Qi: Vom Atem nähren
Lian Qi: Den Atem schmelzen lassen (alch. Prozess, z.B. goldene Kugel)
Zi Ran Hu Xi: Natürliche Atmung

Ob wir durch Mund oder Nase atmen und welche Atemmethode wir anwenden, wird oft von der Übungsmethode vorgegeben. Zum Anfang empfiehlt es sich durch die Nase ein- und durch den Mund auszuatmen. Die Luft wird beim Einatmen in der Nase gereinigt und vorgewärmt, wie wir an der Anatomie der Nase erkennen können. Atem ist das verbindende Element zwischen Innen und Außen. Auch über den Atem sind wir miteinander verbunden. Bei Qigong Übungen sollte, wenn nicht anders angegeben, lautlos geatmet werden. Erinnern wir uns an die vorgenannten Bereiche und sind ruhig, gelöst, ausgerichtet und zentriert, wird auch unsere Atmung natürlich von statten gehen.

Die Atemmethode besteht aus:

1. dem Atemvorgang selbst,
2. der Lenkung des Geistes,
3. der Kontrolle des inneren Qi.

Diese drei Aspekte werden miteinander koordiniert. Mit den Zielsetzungen verändern sich die Atemmethoden in ihren Techniken. Es hat sich eine Vielzahl an Methoden entwickelt. Grundlegend sind die geführte Bauchatmung, umgekehrte Bauchatmung, Hautatmung, den Atem kreisen lassen und vom Atem nähren.

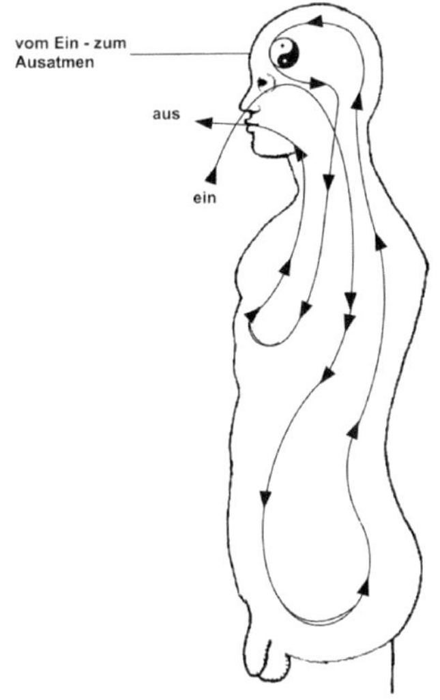


*Abb. 17*
*Variante der Methode des „Atem kreisen". Der Atem wird auf Bahnen durch den Körper geleitet und passiert dabei alle 3 Dantian, die dadurch harmonisiert werden.*

Für die alchemistischen Prozesse auf den drei Stufen der Inneren Alchemie, ist geschultes Atmen sehr wichtig. Auf den Ebenen Jing, Qi und Shen bewirkt die Atemkraft Stärkung und Nährung. Sie wird bei der Umwandlung der Energien genutzt und ist für die Bildung von Jing Dan, dem goldenen Elixier bzw. der goldenen Kugel, elementar.

## Atemübungen (Tunagong)

### Atemübung I - Bauchatmung

Im Sitzen

**Zielsetzung:**

- Dantian-Sensibilisierung

- Zur Ruhe kommen

**Übungsdauer:** 15-30 Minuten

**Vermeiden Sie:**
- zu verbissenes und angestrengtes Üben,
- eine zu angestrengte Atmung,
- eine falsche Haltung.

**Methode:**

Vorbereitung
- Sitzen Sie aufrecht, am Scheitel wie aufgehängt, Füße fest verwurzelt.
- Kommen Sie zur Ruhe.
- Entspannen und lösen Sie von oben nach unten.
- Lösungsenergie in den Unterbauch führen.
- Hängen, Loslassen und Aufgehen.

Übungsphase
- Richten Sie den Großteil Ihrer Aufmerksamkeit in den Unterbauch.
- Beobachten Sie ihren Unterbauch von der gelösten Stelle zwischen den Augenbrauen.
- Führen Sie ihre Einatmung ganz sanft über das Zwerchfell in den Unterbauch.
- Beobachten Sie, wie die Einatmung den Unterbauch in alle Richtungen füllt.
- Atmen Sie aus und beobachten Sie dabei, wie sich der Unterbauch aus allen Richtungen löst und zart zusammenzieht.
- Einatmen – Ausatmen

Zusätzlich können Sie das Lösen und Senken des Brustkorbes beobachten und zulassen.

Abschluss

- Zum Abschluss lösen Sie sich von der Vorstellung der Atmung und dem Beobachten des Unterbauches.
- Hängen Sie sich noch einmal am Himmel auf, lösen Sie vorne Gesicht und Hals und hinten Nacken und Wirbelsäule von oben nach unten.
- Spüren Sie die Füße und lösen Sie den Unterbauch.
- Kommen Sie langsam aus der Übung heraus.

**Zusatzinformation:**

Bleiben Sie natürlich und gelöst in der Durchführung. Mit etwas Übung lenken Sie die Einatmung in die Flanken links und rechts, zu den Nieren unter den hinteren Rippenbögen (wo ein zarter Druck entsteht). Nicht mit zu viel Kraft! Überprüfen Sie während des Übens die Grundanforderungen, oben aufgehängt, nach unten hängend gelöst, verwurzelt, die Wirbelsäule aufgerichtet. Korrigieren Sie sanft alle Abweichungen und lenken Sie wieder all ihre Aufmerksamkeit auf die Übung. Sammeln Sie Erfahrung mit dem Qi-Gefühl, ohne diesem anzuhaften.

### Atemübung II - Wellenatmung

Im Liegen

**Zielsetzung:**
- Energetische Harmonisierung
- Zur Ruhe kommen
- Hilft bei Dantian-Sensibilisierung

**Übungsdauer:** 10 Ein- und Ausatemzüge

**Methode:**

<u>Vorbereitung</u>
- Einengende Kleidung lockern.
- Liegen Sie bequem.
  Knie und Nacken mit einem Kissen unterlegt.

- Spüren Sie Scheitel und Füße.
- Lösen Sie den Unterbauch.

Übungsphase

- Atmen Sie natürlich so ein, dass sich zuerst der Brustkorb hebt, dann der Oberbauch und zuletzt der Unterbauch.
- Beim Ausatmen lösen Sie zunächst den Brustkorb (er sinkt ein).
- Dann den Oberbauch (er sinkt ein).
- Zuletzt den Unterbauch lösen und sinken lassen.
- Wiederholen Sie sanft 10-20 Ein- und Ausatemzüge.

Abschluss

- Zum Abschluss lösen Sie sich von jeglicher Vorstellung und sammeln Ihre Aufmerksamkeit im Unterbauch.

**Zusatzinformation:**

Gehen Sie nicht zu verbissen vor. Das Heben und Senken von Brustkorb-Oberbauch-Unterbauch beim Ein- bzw. Ausatmen nicht zu angestrengt, sondern natürlich gelöst durchführen. Es braucht zunächst starke Aufmerksamkeit in entsprechender Reihenfolge zu atmen. Um zusätzlich Aufmerksamkeit, Konzentration, zu üben, zählen Sie die Atemzüge jeweils bis 10. Die Übung reguliert stark energetisch, vor allem die 3 Bereiche: Rumpf, Brust, Ober- und Unterbauch. Zusätzlich stärkt sie die Mitte, das Untere Dantian. Sie hilft, ruhig zu werden, in Balance zu kommen, reguliert Jing, Qi, Shen und stärkt die geistige Kraft. Folgen Sie dem Einatmen bis in den Unterbauch. Beachten Sie beim Ausatmen, wie etwas im Unterbauch gehalten wird, bevor die Reihenfolge des Lösens und Sinkens beim Unterbauch angekommen ist. Beobachten Sie das Lösen des Körpers und die Welle der Atmung. Eventuell kostet es viel Aufmerksamkeit, den Unterbauch beim Ausatmen „zu halten“.

**Vorstellung:**

Einatmen

Ich atme frische Energie ein, in der Reihenfolge Brust – Oberbauch – Unterbauch.

Ausatmen

Beim Ausatmen fließt verbrauchte Energie hinaus und gleichzeitig frische Energie in den Unterbauch hinein, als wenn ich sie sanft in den Unterbauch führe.

In der letzten Phase = Unterbauch löst und sinkt, Energie ganz sanft in den Unterbauch hinein leiten.

Zentrum der Aufmerksamkeit bleibt der Unterbauch. Vermeiden Sie zu unnatürlich lange Atemzüge. Achten Sie darauf, mit der Aufmerksamkeit nicht abzuschweifen. Nutzen Sie bewusst den sanften Einsatz ihres Zwerchfells in Richtung Unterbauch. Lassen Sie den Atem geschehen, holen Sie ihn nicht. Er kommt und geht von allein! Halten Sie ihre Aufmerksamkeit bei der Atemmethode im Unterbauch.

**Atemübung III - Lotusblütenatmung**

Im Sitzen

**Zielsetzung:**

- Dantian-Sensibilisierung
- Erlernen der Gegenbauchatmung
- Übung der Gegenbauchatmung
- Trainieren der Vorstellungskraft

**Übungsdauer:** 15-30 Minuten

**Methode:**

Vorbereitung

- Sitzen Sie aufrecht, am Scheitel wie aufgehängt, Füße fest verwurzelt.

- Kommen Sie zur Ruhe.
- Entspannen und lösen Sie von oben nach unten.
- Lösungsenergie in den Unterbauch führen.
- Hängen, loslassen und aufgehen

Übungsphase

- Visualisieren Sie eine großblättrige Blüte, z.B. Lotusblüte, im Unterbauch.
- Beobachten Sie, ohne einzugreifen, ihre Atemzüge.
- Beim Einatmen rollen sich die Blütenblätter komplett zusammen, die Blüte schließt sich.
- Beim Ausatmen entrollen sich die Blütenblätter vollständig, die Blüte öffnet sich und der Körper löst sich, wobei der Unterbauch Zentrum unserer Atmung, Aufmerksamkeit, Vorstellung und Visualisierung bleibt!
- Üben Sie so 15-30 Minuten.

Abschluss

- Zum Abschluss lösen Sie sich von der Vorstellung der sich schließenden und öffnenden (Lotus-)Blüte und beobachten auch die Atmung nicht mehr.
- Hängen Sie sich noch einmal am Himmel auf, lösen Sie vorne Gesicht und Hals und hinten Nacken und Wirbelsäule von oben nach unten.
- Spüren Sie die Füße und lösen Sie den Unterbauch.
- Kommen Sie langsam aus der Übung heraus.

**Zusatzinformation:**

Üben Sie absolut natürlich, nicht zu lang, und greifen Sie zunächst nicht in die Atmung ein. Mit etwas Übung achten Sie darauf, dass der schließende Aspekt von allen Seiten ins Untere Dantian, unterhalb des Bauchnabels, fließt. Dabei senkt sich das Zwerchfell nach unten, vom Damm (Huiyin) sowie aus den Flanken und von hinten und vorne zieht die sich schließende Blüte alles in Richtung Dantian. Ganz zart, ohne Kraft, aber spürbar. Beim Öffnen bzw. Ausatmen löst sich der Unterbauch sowie der ganze Körper. Belassen Sie aber alle Aufmerksamkeit im rechten Maß im Unterbauch. Eventuelle Qi-Sensationen, wie z.B. Ausstrahlung über den Körper hinaus, Wärme, Kribbeln usw., nicht weiter beachten und loslassen. Lesen Sie noch einmal den Abschnitt über das Abschließen einer Übung.

## Atemübung IV - Hautatmung

Im Sitzen

**Zielsetzung:**
- Erlernen der Hautatmung
- Energetische Harmonisierung
- Aura reinigen und stärken
- Aufnahme frischer Energie

**Methode:**

Vorbereitung
- Sitzen Sie gerade, mit aufgestelltem Becken.
- Am Scheitel wie aufgehängt, tief in die Erde verwurzelt.
- Im Unterbauch gesammelt.
- Ruhen Sie gelöst im Qigong-Zustand.
- Praktizieren Sie die Lotusblütenatmung.

1. Übungsphase mit Beachtung der Einatmung
- Stellen Sie sich beim Einatmen vor, wie Sie über die Haut der Fußsohlen einatmen.
- Beim Ausatmen haben Sie keine Vorstellung.
- Erweitern Sie das Einatmen über die Haut zusätzlich auf die Haut der Unterschenkel, dann der Oberschenkel.
- Fühlen Sie, wie Sie sanft über die Haut ansaugend einatmen.
- Beim Ausatmen haben Sie keine Vorstellung.
- Atmen Sie dann zusätzlich über die Haut der Hände, Unterarme und Oberarme ein.
- Beim Ausatmen haben Sie keine Vorstellung.

- Erweitern Sie dann das Einatmen über die Haut auf die Haut des unteren, mittleren und oberen Rumpfes.
- Fühlen Sie, wie Sie sanft über die Haut ansaugend einatmen.
- Beim Ausatmen haben Sie keine Vorstellung.
- Schließlich erweitern Sie das Einatmen über die Haut auf die Haut des Kopfes.
- Fühlen Sie, wie Sie sanft mit der gesamten Hautoberfläche aus allen Richtungen ansaugend einatmen.
- Beim Ausatmen haben Sie keine Vorstellung.
- Üben Sie so ca. 10 Minuten.

2. Übungsphase Ausatmen mit Beachtung der Ausatmung

- Lösen Sie die Vorstellung des Einatmens auf und beachten Sie das Ausatmen über die gesamte Hautfläche.
- Fühlen Sie, wie Sie sanft über die Haut ausatmen und etwas abstrahlt.
- Beim Einatmen haben Sie keine Vorstellung.
- Üben Sie so für ca. 10 Minuten.

Abschluss

- Lösen Sie sich von der Vorstellung über die Haut zu atmen und praktizieren Sie kurze Zeit die Lotusblütenatmung.
- Dann lösen Sie auch diese Vorstellung auf.
- Schließen sie die Übung nun im Unterbauch ab.

### Atemübung V - Atemübung entsprechend des Großen Energiekreislaufes der Meridiane

Im Sitzen

**Zielsetzung:**

- Energetische Harmonisierung
- Aurastärkung
- Vertiefung der Hautatmung

**Methode:**

Vorbereitung

- Sitzen Sie gerade, mit aufgestelltem Becken.
- Am Scheitel wie aufgehängt.
- Tief in die Erde verwurzelt.
- Im Unterbauch gesammelt.
- Ruhen Sie gelöst im Qigong-Zustand.
- Aktivieren Sie die Lotusblütenatmung.

Übungsphase

- Atmen Sie beginnend an den Fußsohlen ein.
- Weiter über die Haut der Innenseiten der Beine.
- Weiter über die Leisten aufwärts, vorne am Rumpf, bis unterhalb der Schlüsselbeine.
- Fühlen Sie, wie an den genannten Regionen über die Haut etwas sanft angesaugt wird.
- Mit dem Ausatmen lösen Sie die Achselhöhlen.
- Dann die Innenseiten der Arme bis in die Handflächen und zu den Fingerspitzen.
- Beim folgenden Einatmen saugen Sie sanft über Finger und Handrücken ein.
- Dann weiter über die Außenseiten der Arme, zum 1.-2. Brustwirbel (Dazhui),
- dann über den Nacken hoch, über den Hinterkopf bis zum Scheitelpunkt (Baihui).
- Beim folgenden Ausatmen lösen Sie die Seiten des Kopfes abwärts,
- weiter durch die Schultern zum seitlichen Rumpf, dann über die Außenseite der Beine bis zu den Fußsohlen.
- Beginnen Sie die Einatmung wieder an den Fußsohlen, dann weiter an den Innenseiten der Beine, bis unterhalb des Schlüsselbeins.
- Wiederholen Sie 9-18-mal.

Abschluss

- Mit dem Ausatmen an den Fußsohlen angekommen, atmen Sie über die Fußsohlen, die Innenseiten der Beine zum Dammpunkt (Huiyin) und weiter ins Untere Dantian ein.
- Lösen Sie sich von allen Vorstellungen und schließen Sie im Unterbauch ab.

## Stille Übungen (Jinggong)

Wenn diese Übungen als „still" bezeichnet werden, bezieht sich dieses „still" auf die äußere Erscheinungsform. In der Regel liegt der Schwerpunkt der stillen Übungen in der Sammlung und Bewegung des Qi, körperliche Bewegungen sind so gut wie nicht vorhanden. Der meditative Aspekt in den stillen Übungen sollte nicht mit Meditation selbst verwechselt werden. Stille Übungen sind hervorragende Vorbereitung zur eigentlichen Meditation. Das Üben von stillen Übungen hilft Jing zu bewahren, aufzufüllen und umzuwandeln. Ebenso lässt sich mit ihnen durch bewegte Übungen angeregtes und vermehrtes Qi sammeln und leiten, was Aspekten wie „Qi nähren" und „umwandeln" Rechnung trägt. Auch die geistig-psychischen Energien (Shen) werden durch stille Übungen harmonisiert, genährt und veredelt. Stille Übungen lassen sich im Stehen, Sitzen und Liegen ausführen. Weit verbreitet sind z.B. Entspannungsübungen (Fangsonggong), die himmlischen Kreisläufe (Zhoutiangong) und die Übung der Stehenden Säule (Zhanzhuanggong). Es empfiehlt sich, neben den stillen Übungen auch einige bewegte Übungen (Donggong) zu üben, damit die eigene Übungsauswahl der Harmonie von Yin + Yang gerecht wird.

### Die Kunst des Entspannens

Fangsonggong ist ein Übungszyklus, der als Zielsetzung das Zulassen von Entspannung mit Methode auf den Ebenen I = Haut–Muskeln-Sehnen, II = Organe, III = Knochen, IV = Geist und V = Seele hat. Obwohl dieser Übungszyklus elementar am Abbau unnötiger

Anspannung arbeitet, ist es ein in sich geschlossener Übungsweg, der das volle spirituelle Potential in sich birgt. Man schult hier seine Vorstellungskraft und kann auf fortgeschrittenem Niveau geistige Kontrolle über die Körperaktionen und -reaktionen, wie Atmung, Herzschlag und Stoffwechsel, erlangen. Wir beginnen mit Vorübungen der Stufe I, wobei Haut, Muskeln und Sehnen über die Vorstellung und Atmung gelöst werden und das Klare vom Trüben getrennt wird. Man kann diese Übung im Stehen oder Sitzen ausführen. Es empfiehlt sich, mit einer sitzenden Haltung zu beginnen. Voraussetzung ist, dass man richtig wie aufgehängt ist und die Haltung soweit korrigiert hat, dass Lösungsenergie in den Unterbauch und die Füße geleitet werden kann. Jede zu entspannende Region kann synchron zur Ausatemphase gelöst werden.

## Fangsonggong - Vorübung

Die Entspannungsregionen werden in folgender Reihenfolge gelöst:

1. Gesicht
2. Brustkorb
3. Hinterkopf
4. Nacken
5. Schultern
6. Arme und Hände
7. Obere Brustwirbelsäule
8. Untere Brustwirbelsäule
9. LWS mit Steiß und Unterbauch
10. Gesäß und Hüften
11. Beine
12. Knöchel
13. Zehen
14. Gesicht
15. Kehle
16. Mittleres Dantian
17. Unterbauch

Es empfiehlt sich, damit zu beginnen, sich jede zu entspannende Region einzeln zu erüben. Die Zielsetzung ist dabei das tiefe Entspannen der einzelnen Regionen sowie das Wahrnehmen und Steuern der Lösungsprozesse. Hat man seine Erfahrungen mit dem Entspannen der einzelnen Regionen gemacht, kann man dazu übergehen, sie in vorgegebener Reihenfolge zusammenhängend und fließend als eine Übung durchzuführen. Achten Sie darauf, dass Sie Vorstellung und Qi-Gefühl voneinander trennen, dass Sie nicht abschweifen und nicht zu angestrengt üben.

**1) Gesicht**

- Am Scheitel wie aufgehängt.
- Mit dem Ausatmen die Stirn von oben nach unten lösen.
- Mit dem Ausatmen die Region zwischen den Augenbrauen lösen.
- Mit dem Ausatmen die Augenlieder lösen und senken lassen (sie bleiben einen Spalt weit offen).
- Mit dem Ausatmen die Wangen, Lippen und Kiefermuskeln lösen, die Zunge liegt entspannt am Mundboden (Lippen sind leicht geöffnet und Zähne beißen nicht aufeinander).

**2) Brustkorb**

- Mit dem Ausatmen den Brustkorb lösen und öffnen,
- dabei sanft zum Herzen lächeln und aus dem Herzen zurück zum Gesicht lächeln. Das heißt, wenn Sie den Brustkorb aktiv, aber sanft, lösen und öffnen, wird eine Energiewahrnehmung ins Gesicht aufsteigen.
- Ist diese Energie, das Lächeln, vollständig im Gesicht angekommen, richten Sie Ihre Aufmerksamkeit über die Ohren nach hinten.
- Verweilen Sie eine Zeit lang am Hinterkopf.

**3) Hinterkopf**

**4) Nacken**

**5) Schultern**

**6) Arme und Hände**

- Ist alle Aufmerksamkeit am Hinterkopf angekommen - mit dem Ausatmen den Hinterkopf lösen.
- Mit dem Ausatmen Nacken und Halswirbelsäule lösen.
- Mit dem Ausatmen über das Schulterdach in die Schultergelenke hinein lösen.
- Mit dem Ausatmen die Oberarme lösen.
- Mit dem Ausatmen die Ellenbogengelenke lösen.
- Mit dem Ausatmen die Unterarme lösen.
- Mit dem Ausatmen die Handgelenke lösen.
- Mit dem Ausatmen die Hände und Finger lösen.

**7) Obere Brustwirbelsäule**
**8) Untere Brustwirbelsäule**
**9) LWS mit Steiß und Unterbauch**
**10) Gesäß und Hüften**

- Am Scheitel wie aufgehängt, sammeln Sie alle Aufmerksamkeit an den ersten zwei oberen Brustwirbeln.
- Ist alle Aufmerksamkeit dort angekommen - mit dem Ausatmen die Wirbelsäule von oben nach unten lösen.
- Sind Sie an der Lendenwirbelsäule angekommen, lösen Sie den Mingmen, den Unterbauch sowie Kreuzbein, Steißbein, Gesäßmuskeln und Hüften.
- Beobachten Sie die hängend gelöste Wirbelsäule.
- Der Unterbauch ist das Zentrum.

**11) Beine**
**12) Knöchel**
**13) Zehen**

- Sie sitzen aufrecht, nicht zusammengesackt, der Unterbauch ist das Zentrum.
- Mit dem Ausatmen die Beine über Oberschenkel, Knie und Unterschenkel, Stück für Stück, lösen.
- Mit dem Ausatmen die Innen- und Außenknöchel lösen.
- 3-mal sanft mit den Zehen in den Boden greifen.
- Mit dem Ausatmen die Fußsohlen, Fußrücken und Zehen lösen.

**14) Gesicht**

- Am Scheitel wie aufgehängt
- Mit dem Ausatmen die Stirn von oben nach unten lösen.
- Mit dem Ausatmen die Region zwischen den Augenbrauen lösen.
- Mit dem Ausatmen die Augäpfel beruhigen und lösen lassen (die Augen bleiben einen Spalt weit offen).
- Mit dem Ausatmen die Wangen, Lippen und Kiefermuskeln lösen, die Zunge liegt entspannt am Mundboden (Lippen sind leicht geöffnet und Zähne beißen nicht aufeinander).

**15) Kehle**

- Einmal Schlucken und mit der Vorstellung in die Kehle kommen. Die Kehle ist eine Röhre.
- Mit dem Ausatmen lösen wir sie innen, von oben nach unten, in Richtung Halsgrube.

**16) Herzzentrum**

**17) Unterbauch**

- Ist alle Aufmerksamkeit an der Halsgrube angekommen, gehen Sie hinter das Brustbein und, wie in einem Brunnenschacht, senkrecht nach unten in den Unterbauch.
- Mit jedem Ausatmen lösen Sie diesen Brunnenschacht über Herzzentrum und Solarplexus bis in den Unterbauch hinein. Ist alle Aufmerksamkeit im Unterbauch angekommen, lösen Sie sich von dem Gebrauch der Ausatemphase und richten Ihre Aufmerksamkeit auf die Ruhe und Gelöstheit. Der Unterbauch ist das Zentrum.
- Bleiben Sie 5-10 Minuten entspannt in sich ruhend sitzen.
- Zum Abschluss kommen Sie sanft mit Ihrer Aufmerksamkeit von innen nach außen, ohne das Innen zu verlieren.

## Fangsonggong - Stufe I

Hat man gelernt, die verschiedenen Körperregionen gut zu lösen und zu entspannen und kann die Übung auch fließend durchführen, kann man zur Hauptübung der Stufe I übergehen:

## ***Neun Entspannungen auf körperlicher- (Yin) und drei Lockerungen auf geistiger Ebene (Yang)***

Die Übungsabfolge ist etwas anders, beinhaltet aber alle vorher erübten Regionen.

Die Reihenfolge ist wie folgt:

**Neun Entspannungen (nach unten) auf körperlicher Ebene (Yin)**

1. Stirn und Zirbeldrüse
2. Augen
3. Mund
4. Kehle
5. Lenden
6. Unterbauch
7. Gesäß
8. Knöchel
9. Zehen

In dieser Phase mit der Vorstellung üben und das Qi-Gefühl ausblenden.

**Drei Lockerungen (nach oben) auf geistiger Ebene (Yang)**

1. Der Raum über dem Damm wird leer.
2. Herzgrube durchlässig machen.
3. Scheitel und Geist schmelzen lassen, ohne Hindernis.

Hier keine Visualisierung, nur das Gefühl neutral beobachten.

Neun Entspannungen auf körperlicher Ebene (Yin) (nach unten lösen)

**1) Stirn**
**2) Augen**
**3) Mund**
**4) Kehle**

- Am Scheitel wie aufgehängt.
- Stirn von oben nach unten lösen und loslassen.
- Zwischen den Augenbrauen lösen.

- Die Augenlieder sanft lösen und schließen, nicht ganz zukneifen (Die Augen bleiben einen Spalt weit offen. Das Sehen von weißem Licht ist ein Zeichen von korrektem Lösen).
- Wangen, Lippen und Kaumuskulatur lösen, die Zunge liegt am
- Mundboden. Lippen und Zähne sind nicht aufeinander gepresst (auch sie sind einen Spalt weit geöffnet).
- Einmal schlucken und mit der Aufmerksamkeit in die Kehle kommen.
- Von oben nach unten bis in den Brustkorb hinein lösen.
- Den Brustkorb lösen und öffnen und sanft aus dem Herzen ins Gesicht lächeln.
- Ist alles Lächeln im Gesicht angekommen, die Aufmerksamkeit über die Ohren nach hinten bringen.

**5) Lenden**
**6) Unterbauch**
**7) Gesäß**
**8) Knöchel**
**9) Zehen**

- Vom Hinterkopf ausgehend die Wirbelsäule hängen lassen und lösen.
- Schultern und Rückenmuskulatur entspannen und Unterbauch lösen.
- Zwerchfell und Rippen, in Zusammenspiel mit den Leisten/Lenden, lösen.
- Gesäß fallen lassen.
- Beine lösen.
- Innen- und Außenknöchel fallen lassen.
- 3-mal sanft mit den Zehen in den Boden greifen, dann Fußsohle, Fußrücken und Zehen lösen.

<u>Drei Lockerungen auf geistiger Ebene (Yang)</u>

(Lösen nach oben, durch die Verbindungslinie Damm bis Scheitel)

**Warnung**

Gehen Sie sehr behutsam vor, es besteht die Möglichkeit, dass sich emotionale Verspannungen lösen. Nur mit normaler psychischer Belastbarkeit üben. Nicht abschweifen und die Aufmerksamkeit auf die Methode gerichtet halten.

**1) Damm**

- Der Raum über dem Damm ist leer. Das heißt, alle Wahrnehmungen im Unterleib auflösen.
- Mit unserer Vorstellung lösen wir den Weg aufwärts über das Untere Dantian und weiter bis zur Herzgrube.

**2) Herzgrube**

- Behutsam lösen wir den Weg durch die Herzgrube und machen sie sanft nach oben durchlässig. An dieser Stelle nicht lange aufhalten und gleich den weiteren Weg nach oben zum Scheitel lösen.

**3) Scheitel**

- Ist unsere Aufmerksamkeit am Scheitel angekommen, den Scheitel sofort lösen und über Gesicht und Kehle hinter dem Brustbein senkrecht nach unten in das Untere Dantian lösen und loslassen.

Ist alle Aufmerksamkeit im Unterbauch angekommen, die Übung abschließen.

**Zusatzinformation:**

Dieser Übungsteil löst und öffnet den Zentralkanal, welcher den Dammpunkt (Huiyin) mit dem Scheitelpunkt (Baihui) verbindet. Diese Übungsmethode entstammt dem Stillen Qigong und wirkt auf der Ebene Shen-Yi-Qi (Geist-Bewusstsein-Energie).

Shen, der Geist, ist wie die Teekanne, Yi, das Bewusstsein/die Vorstellung, ist wie das Heben der Kanne und Qi/Energie ist wie das Fließen des Tees. Auch hier hat man den Aspekt des Trennens des Klaren vom Trüben. Man arbeitet mit den entgegenziehenden Kräften (Entspannung nach unten, Lösung nach oben). Eine klare Ausrichtung nach oben und nach unten sowie das Ausarbeiten des „Dazwischen" sind Teilaspekte, die sich zu einem Ganzen verbinden. Sitzen Sie nach der Übung noch einige Zeit still als neutraler Beobachter, der an nichts anhaftet und ruhen Sie in sich selbst.

## Fangsonggong - Stufe II: Organentspannung

**Zielsetzung:**

- Entspannung vertiefen
- Organenergie lösen und harmonisieren

Die durch Stufe I erreichte Entspannung von Haut, Muskeln und Sehnen sowie die Lösung des Geistes bewirken eine angenehme Ruhe, welche sich durch die Erweiterung der Entspannung auf die Organe deutlich vertiefen lässt. Die Organentspannung schafft die Grundlagen für die Harmonisierung und Veredlung der Organenergie.

Die Methode ist, eine mentale Verbindung zu dem zu entspannenden Organ herzustellen. Dabei sollte man das Organ vor dem inneren Auge sehen können, um dann ein Lächeln dorthin zu senden und zu fühlen. Man lässt das Lächeln sich im Organ ausbreiten, um schließlich jegliche Wahrnehmung aufzulösen und zum nächsten Organ überzugehen.

Die Reihenfolge der Organentspannung:

1. **Zunächst Blase/Prostata bei Männern, bzw. Blase/Uterus bei Frauen**
   Diese vor dem inneren Auge sehen und lächelnd fühlen, dann die Wahrnehmung auflösen.
2. **Vom Anus zum Dickdarm**
   Vor dem inneren Auge sehen und lächelnd fühlen, dann die Wahrnehmung auflösen.
3. **Zum Dünndarm**
   Vor dem inneren Auge sehen und lächelnd fühlen, dann die Wahrnehmung auflösen.

4. **Zum Zwölffingerdarm**, Bauchspeicheldrüse und Magen. Vor dem inneren Auge sehen und lächelnd fühlen, dann die Wahrnehmung auflösen.
5. **Zur Leber**
Vor dem inneren Auge sehen und lächelnd fühlen, dann die Wahrnehmung auflösen.
6. **Zur Lunge**
Vor dem inneren Auge sehen und lächelnd fühlen, dann die Wahrnehmung auflösen.
7. **Kurz zum Herzen**
Vor dem inneren Auge sehen und lächelnd fühlen, dann die Wahrnehmung auflösen.
8. **Zur Milz**
Vor dem inneren Auge sehen und lächelnd fühlen, dann die Wahrnehmung auflösen.
9. **Zu den Nieren**
Vor dem inneren Auge sehen und lächelnd fühlen, dann die Wahrnehmung auflösen.

**Abschluss:**

Von den Nieren zum Mingmen, weiter in den Unterbauch hinein und dort abschließen.

**Zusatzinformation:**

Kommen Sie mit den Vorbereitungsübungen in den Qigong-Zustand und ruhen Sie gelöst im Unterbauch.

Nach jedem Organ können Sie zum nächsten übergehen, wenn zuvor jegliche Wahrnehmung lächelnd aufgelöst wurde.

Erst wenn nach der mentalen Verbindung jede Wahrnehmung aufgelöst wurde, ist das entsprechende Organ entspannt.

Sie können auch nach jedem Organ erst wieder in den Unterbauch gehen, um dann zum nächsten Organ die mentale Verbindung aufzubauen. Sie können die Entspannungsübung der Stufe I vorweg durchführen, um dann die Organentspannung durchzuführen.

Sitzen Sie zum Abschluss 20-30 Minuten still in sich ruhend.

## Der Kleine Himmlische Kreislauf (Xiaozhoutian)

Diese ca. 2000 Jahre alte Übung aus dem stillen Qigong (Jing Gong) ist mittlerweile auch in Deutschland weit verbreitet. Im Vordergrund steht die Konzentration auf die zwei vertikal verlaufenden Energieleitbahnen (Meridiane), die beide am Dammpunkt (Huiyin) entspringen und medial jeweils vorne und hinten verlaufen. Die hintere Leitbahn gilt als das Gefäß des Herrschers und wird als „Du Mai" bezeichnet. Am Huiyin entspringend, verläuft sie auf der Wirbelsäule aufwärts über die Mediallinie, über den Hinterkopf hoch zum Scheitelpunkt (Baihui) und weiter zum himmlischen Auge (Tian Mu), bis unter die Nase. Die vordere Leitbahn wird „Ren Mai" genannt und verläuft vom Dammpunkt (Huiyin) auf der Mittellinie der Vorderseite, bis unterhalb der Unterlippe. In der Übung des Kleinen Kreislaufes verbinden sich beide Leitbahnen zu einem geschlossenen Kreislauf, bei dem man die Energie mittels seiner Vorstellungskraft hinten aufwärts und vorne abwärts führt und leitet. Dieser Kreislauf, auch „Der Kleine Energiekreislauf mit gemäßigtem Feuer" genannt, ist eine wichtige Übung mit vielen alchemistischen Aspekten. Beginnt man damit diese Übung zu praktizieren, werden sich zunächst die Energiequalitäten Yin + Yang harmonisieren. Diese Übung wird stufenweise in Varianten geübt, bei denen sich die Punkte, die als Stationen auf dem Kreislauf zu verstehen sind, reduzieren und der Energieverlauf sich verändert. In der hier beschriebenen Form entspricht der kleine himmlische Kreislauf der 1. Stufe. Man beginnt im Unterbauch, um dann in Gedanken mit der Vorstellung weiter zu wandern zum Damm, über den Steiß, weiter zum Tor des Lebens, über den 1. und 2. Brustwirbel, zum Scheitelpunkt und zum Stirnpunkt. Dann abwärts durch die Kehle zum Herzpunkt, um dann wieder im Unterbauch anzukommen. Man wiederholt den Kreislauf einige Male, um dann im Unterbauch abzuschließen. Es empfiehlt sich, danach noch eine Zeitlang still zu sitzen. Den Varianten des Kleinen Kreislaufes stehen die Übungen bzw. Varianten des Großen himmlischen Kreislaufes gegenüber. Beide Kreisläufe zusammen werden als Übungen der Himmlischen Kreisläufe (Zhoutiangong) bezeichnet. Bei dem Großen Kreislauf zielt die Wirkung auf die Öffnung der Energieleitbahnen, welche die Arme und Beine mit dem Rumpf und dem Kopf vernetzen. In diesen Übungen sind Atmung, Ruhe und Konzentration miteinander verbunden. Ein Beispiel für den Großen Energiekreislauf finden Sie bei den Atemübungen. In Bezug zur Inneren Alchemie nutzt man diese Übung, um die Veredelung und Durchlichtungsprozesse durchzuführen. Dafür sollte Energie zu Dan, einer Energiekugel, verdichtet werden. Diese Kugel wird entlang des geöffneten Weges des Kleinen Kreislaufes geführt. Schon in der Grundstufe hilft diese Übung, Jing, Qi und Shen zu nähren und umzuwandeln.

Im Folgenden finden Sie die Grundform des Kleinen Kreislaufes. Beim Praktizieren dieser alten Übung wünsche ich Ihnen angenehme Erfahrungen.

## Der Kleine Himmlische Kreislauf (Xiaozhoutian)

### Im Sitzen

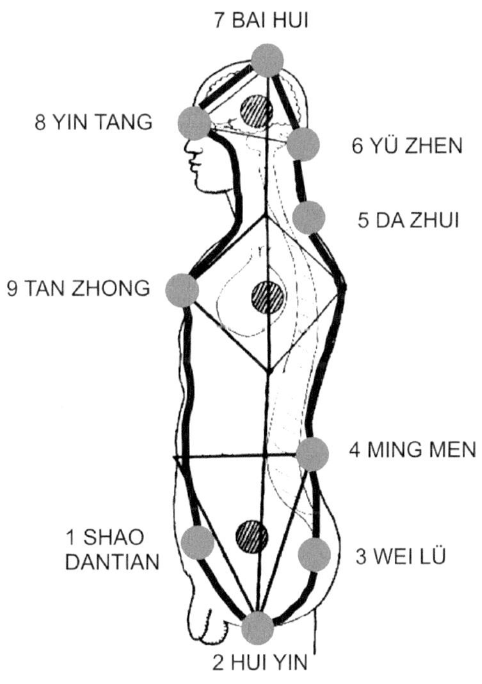


*Abb. 18*

Abb. 18: Darstellung des Kleinen Himmlischen Kreislaufs. Der Verlauf entspringt im Unteren Dantian und passiert weitere acht Stationen. Er fließt hinten hoch und vorne herunter. Diese grundlegende Version verläuft recht oberflächlich unter den Hautschichten.

**Zielsetzung:**

- Führen und Leiten
- Harmonisierung von Yin + Yang
- Ausgleich und Veredelung von Jing, Qi und Shen

**Methode:**

- Sitzen Sie aufrecht, am Scheitel wie aufgehängt, die Füße fest verwurzelt.
- Kommen Sie zur Ruhe.
- Entspannen und lösen Sie von oben nach unten.
- Führen Sie das Qi in den Unterbauch und sammeln Sie es dort.
- Hängen, loslassen, aufgehen.
- Der Unterbauch ist das Zentrum.

**1) Unterbauch** (Der Kreislauf beginnt im Unterbauch)

**2) Dammbereich** (Huiyin)

**3) Steißbein** (Weilu)

- Lösen und öffnen Sie den Weg vom Unterbauch über Schambein und Genital zum Dammbereich.
- Warten Sie kurz, bis alle Lösung und Aufmerksamkeit am Damm angekommen ist.
- Dann lösen Sie den Weg zum Steißbein.
- Warten Sie, bis alle Lösung und Aufmerksamkeit am Steiß angekommen ist.

**4) Tor des Lebens**

- Legen Sie die Zunge an den Gaumen, lösen Sie den Weg zum Tor des Lebens.

- Warten Sie, bis alle Lösung und Aufmerksamkeit dort angekommen ist.

**5) 1. und 2. Brustwirbel**

- Lösen und öffnen Sie die Wirbelsäule hoch zum 1. und 2. Brustwirbel.
- Warten Sie kurz, bis alle Lösung und Aufmerksamkeit dort angekommen ist.

**6) 1. Halswirbel und Hinterkopf**

- Lösen und öffnen Sie den Weg bis zum 1. Halswirbel und Hinterkopf. Warten Sie, bis alle Aufmerksamkeit dort angekommen ist.

**7) Scheitelpunkt**

- Lösen und öffnen Sie den Weg zum Scheitelpunkt.

Warten Sie, bis alle Lösung und Aufmerksamkeit dort angekommen ist.

**8) Zwischen den Augenbrauen**

- Lösen und öffnen Sie den Weg zu der Stelle zwischen den Augenbrauen.
- Warten Sie bis alle Lösung und Aufmerksamkeit dort angekommen ist.

**9) Herzzentrum**

- Lösen und öffnen Sie den Weg hinter das Nasenbein nach unten, durch die Kehle in das Herzzentrum (Die Zunge löst sich und legt sich wieder auf den Mundboden). Warten Sie, bis alle Lösung und Aufmerksamkeit dort angekommen ist.

• • • • •

**10) Unteres Dantian**

- Lösen und öffnen Sie den Weg ins Untere Dantian. Warten Sie, bis alle Lösung und Aufmerksamkeit dort angekommen ist.
- Wiederholen Sie diesen Kreislauf einige Male.
- Schließen Sie die Übung im Unterbauch ab.
- Halten Sie die drei Dantian gelöst.
- Kommen Sie aus der Übung heraus.

**Zusatzinformation:**

Gehen Sie nicht zu schnell, aber auch nicht zu langsam vor. Halten Sie die Aufmerksamkeit während der gesamten Übung. Auftretende Wahrnehmungen wie Emotionen, Bilder oder ähnliches beachten Sie nicht weiter.

<u>Führen und Leiten</u>

Mit „Führen und Leiten“ ist kein Energie-Hochziehen oder dergleichen gemeint. Es geht vielmehr darum, dass unser Geist, unsere Vorstellung, mit der Information „Lösen und Loslassen“ vorangeht. Will der Bauer das Wasser in den Entwässerungsgräben seiner Felder zum Fließen bringen, geht er mit der Schaufel voran und beseitigt „Blockaden“. Er zieht nicht das Wasser, denn es fließt von selbst durch die freigewordenen Kanäle. So wie der Bauer mit der Schaufel vorangeht und den Weg frei macht, so geht auch unsere Vorstellung voran. Die Schaufel unserer Vorstellung ist die Information „Lösen und Öffnen“. Sich das „Führen und Leiten“ nur vorzustellen reicht jedoch nicht aus. Geist und Körper sollen zusammenarbeiten. Das heißt, der Körper muss auch tun, was der Geist sich vorstellt. Hier nämlich die Wege und Stationen des Kleinen Kreislaufes lösen und öffnen.

## Der Weg der Stehenden Säule

„Stehen wie ein Baum“, „Den Ball halten“ oder „Die Stehende Säule“ sind Benennungen einer Übung aus dem System des Zhan Zhuang, die schamanischen und magischen Ursprungs zu sein scheint. Der Ursprung dieser Qigong-Methode liegt weit zurück in der Geschichte Chinas.

Für viele innere Kampfkünste wurde Zhan Zhuang zur grundlegenden Methode. Im Xing Yi Quan, welches in der Song Dynastie (1103-1142) von den Generälen Yue Fei und Yue Wu entwickelt worden sein soll, ist Zhan Zhuang eine Basis-Übung. Einer breiten Öffentlichkeit bekannt wurde Zhan Zhuang im Peking der 40er Jahre, durch Wang Xiangzhai, der das Da Chen Quan bzw. Yi Quan begründete. In der heutigen Zeit bildet Zhan Zhuang die Grundlage der Kampfkünste Xing Yi Quan, Da Chen Quan bzw. Yi Quan und Taiji Quan.

Im System des Zhan Zhuang gibt es mehrere Standpositionen und Stile mit unterschiedlicher Durchführung und Zielsetzung. Folgende Standübungen (Zhan Zhuang Lei) werden heute noch praktiziert: Zhan Zhuang Gong, San Yuan Shi Zhan Zhuang Gong, Wuji Shi Qi Gong, Bai He Liang Chi Zhan Zhuang Fa und Tong Zhong Gong. Selbst in dem von mir, neben dem Chen Taiji Quan, praktizierten Gong Fu-Stil, dem Taiji Mei Hua Tang Lang Quan, findet sich in der Standübung, der Gong Jia Da Ba Shi, das Prinzip des Zhan Zhuang.

Für die Qigong-Praktiker ist die Stehübung das Werkzeug schlechthin, um die Körperhaltung so zu strukturieren, dass alle Gelenke geöffnet sind, die Organe gelöst sind und die Lebensenergie Qi frei im Körper zirkulieren kann. Mit ihr arbeiten wir unsere Körperstruktur und Energievernetzung heraus, wobei das Untere Dantian (Xia Dantian) das elementare Zentrum ist und alle Korrekturen auf das Xia Dantian ausgerichtet sind.

Bei modernen westlichen Menschen ist die Zentrierung im Unterbauch nicht die Regel. Meistens haben wir eine Energiefülle im oberen Körperbereich: Im Kopf, als Erlebnisraum für Gedankenaktivität, und in der Brust, als Erlebnisraum für emotionale Aktivität. Gedanken und Emotionen spielen zudem Ping Pong miteinander, der Körperschwerpunkt ist nach oben verlagert. Die Folgen der Energiefülle im oberen Bereich sind u.a. Konzentrationsstörungen, Kopfschmerzen, Sehstörungen; kurz - Stress im Kopf. Für den Brustbereich sind die Folgen u.a. Herz-Kreislauf-Beschwerden, Atemdysregulation und nicht zu bändigende Gefühle, die uns kontrollieren. Der grobstoffliche und feinstoffliche Körper ist aus dem Gleichgewicht geraten, er hat seine Mitte verloren.

Drei Phasen der Durchführung

Die Zhan Zhuang-Übung sollte man in drei Phasen einteilen:

Erstens die **Vorbereitungsphase,** mit der Zielsetzung oben und unten korrekt auszurichten, so gut wie möglich zu entspannen, den Geist zu beruhigen und die Energie im Unterbauch zu zentrieren. Bevor die Arme zur umarmenden Position auf Brustkorbhöhe gebracht werden, spricht man von „Wuji Zhuang". In dieser Phase werden Entspannungsmethoden angewandt, wie z.B. „Neun Entspannungen auf körperlicher Ebene" und „Drei Entspannungen auf geistiger Ebene", wobei Haut, Muskeln und Sehnen in 9 Regionen entspannt werden und der Mittelkanal vom Damm bis zum Scheitel gelöst bzw. geöffnet wird. Zweitens die **Übungsphase,** mit der Zielsetzung die zentrierte Energie frei fließen zu lassen. Dafür streben wir eine Haltungsstruktur an, die dem Ausgleich von Yin + Yang Rechnung trägt. In der **Abschlussphase** wird die in Bewegung gebrachte und gestärkte Energie, vor allem auch die äußere Energie, welche sich außerhalb unserer Arme gesammelt hat, zurück in den Unterbauch geführt.

Entwicklungsphasen

**In der 1. Phase** erarbeitet der Übende seine äußere Haltungsstruktur. Er steht entspannt, am Scheitel wie aufgehängt, mit schulterweiten, parallel gestellten und tief verwurzelten Füßen, in den Knien leicht gebeugt. Die Augen sind zu $^{2}/_{3}$ geschlossen. Die Wirbelsäule hängt im senkrechten Lot herab. Die Leisten sind gebeugt, als wenn man sich setzen wolle. Die Arme sind zum Brustkorb gehoben, als wenn ein großer Ball umarmt wird. Das „Himmlische Auge" bzw. das Obere Dantian, zwischen den Augenbrauen, ist gelöst und schaut ins Untere Dantian. Der Unterbauch ist das Zentrum. Der Qigong Meister Li Zhichang sagt: „Auf drei Säulen ruhen wir, an drei Fäden hängen wir, Dantian ist Mittelpunkt". Hier kann man z.B. zunächst die ganze rechte Körperseite lösen und durchlässig machen. Dann erarbeitet man ebenso die linke, vordere und hintere Körperseite, um schließlich vom Scheitel bis zur Sohle den gesamten Körper zu lösen und durchlässig zu machen. Es scheint, als setze man sich in die gelöste Struktur. Die Augen werden zu zwei Drittel geschlossen, aber nicht zugekniffen.

Für viele ist diese Phase sehr schwierig, und ohne Korrektur durch einen erfahrenen Lehrer ist schon hier ein Weiterkommen sehr unwahrscheinlich. Unser gesamter Halte- und Stützapparat hat im Laufe unseres Lebens eine Haltungsstruktur entwickelt, die durch uns bzw. unsere Angewohnheiten, Verletzungen, Psychotraumata, Charakterkonditionierungen und Sozialisierungen geprägt ist. Der Geist ist sehr unruhig.

Durch Üben von Zhan Zhuang werden diese Muster gelöscht und eine Struktur, die ein im Gleichgewicht-Sein zum Ziel hat, installiert. Die Übenden durchlaufen einen ganzheitlichen Transformationsprozess, der für viele bitter schmeckt. In den ersten Phasen wird auf der Ebene von Knochen, Sehnen und Muskeln geübt. Das heißt: Die Haltung und Ausrichtung des Skelettsystems wird verändert, die Sehnen- und Muskelbelastungen werden eingeübt. Der Übende ist damit beschäftigt, selbst seine Haltung und Spannungen zu regulieren. Er fühlt, lauscht in seinen Körper hinein, um Blockaden zu erkennen und zu lösen. Knochen, Muskeln und Sehnen sind diese korrigierte Haltung aber nicht gewohnt. Oft kommt das alte Haltungsmuster durch, Sehnen und Muskeln zittern, evtl. schmerzen Knochen (z.B. Kniegelenke). Die Alltagshaltung des modernen Menschen drückt u.a. kinetische- bzw. Bewegungsenergie in den oberen Körper. Stehen mit durchgedrückten Knien führt zu schnellem Verschleiß von Knie- und Hüftgelenken sowie zur Degeneration der Bein- und Hüftmuskeln. Durch eine solche Stellung verspannt u.a. der untere Rücken. Eine Unterbauchentspannung ist fast nicht möglich. Energie wird in Brust und Kopf gedrückt. Die Folgen sind ein Aus-der-Mitte-, Aus-dem-Gleichgewicht-, Kommen mit allen Konsequenzen für Körper, Geist und Seele.

Wird Zhan Zhuang regelmäßig geübt, legen sich viele der Beschwerden beim Üben. Knochen, Muskeln und Sehnen haben sich an die ungewohnt veränderte Belastung angepasst. Die konzentrierte Aufmerksamkeit beim Ablauf der Übung hat dem Geist gezielte Aufgaben gestellt und ihn so etwas gebändigt. Die Konzentrationsfähigkeit ist besser geworden. Man kann sich mehr anderen Aspekten des Zhan Zhuang zuwenden. Kann man auf der Haut-Muskel-Sehnen-Ebene wirklich entspannen und loslassen, stellt sich die Wahrnehmung des Energieflusses ein, die Korrektur durch einen Lehrer immer vorausgesetzt. Es gilt hier zu beachten, dass Vorstellung und Qi-Wahrnehmung getrennt bleiben! Die Eigenwahrnehmung der Übenden ist anfänglich zu subjektiv, um eine korrekte Haltungsposition einzunehmen und weiter zu erarbeiten. Nur durch Korrektur und tägliches Üben bekomme ich ein Gefühl dafür, in welche Richtung die Korrektur des Lehrers geht bzw. welches Prinzip hinter den Korrekturen steht.

In dieser ersten Phase werden den Übenden in der Regel allgemeine Missempfindungen sowie besondere Wahrnehmungen widerfahren. Bis sich Wohlbefinden und Entspannung einstellen, können u.a. Empfindungen wie Erstarrung, Taubheit, Asymmetrie, Schmerzen, Wärme, Kühle oder Schwanken beim Stehen auftreten.

Prof. Yu Yongnian, ein Schüler von Wang Xiangzhai, 1920 in Dalian geboren, entwickelte die korrekte Anwendung des Zhan Zhuang bei verschiedenen Erkrankungen in chinesischen Hospitälern. Dabei erstellte er eine Liste, welche öfter auftretende Empfindungen und Wahrnehmungen in den ersten Übungswochen tabellarisch wiedergibt.

Hat man gelernt, die in etwa richtige Position einzunehmen und eine erste Umstrukturierung (Knochen-Muskeln-Sehnen) im wahrsten Sinne durchgestanden, kann der Taiji-Übende die äußeren drei Harmonien (Wai San He) richtig vertiefen.

Am Ende der ersten Phase des Zhan Zhuang sollte es gelingen, Yin + Yang in Bezug auf oben und unten des Körpers auszugleichen, um die sogenannte „Doppelte Gewichtung“ zu beseitigen. D.h., durch das Am-Scheitel-wie –aufgehängt-Sein und Nach-unten-Lösen von Haut, Muskeln und Sehnen sinkt „das Schwere nach unten, das Leichte kann nach oben steigen“. Hierbei sollte die Aufmerksamkeit beim Üben zu 80% beim Sinken-Lassen des Schweren nach unten und zu 20% am Scheitel sein. Der menschliche Organismus, bzw. sein Energiesystem, wird in dieser Phase noch nicht so viele steigende Energien ertragen, zumal zunächst mit dem Absenken des Körperschwerpunktes ein Fundament für weitere Energiearbeit geschaffen werden muss. Dem Sinken des Yin widmet man zunächst 80%, dem Steigen des Yang zunächst 20%. Das kommt dem modernen Menschen entgegen, der in der Regel „oben voll und unten leer“ ist. Übende mit niedrigem Blutdruck und Neigung zur Ohnmacht können mehr auf den Yang-Aspekt achten.

Sind wir am Scheitel wie aufgehängt, nach unten entspannt/gelöst und im Unterbauch gesammelt, können die meisten ca. 20-30 Minuten stehen und fühlen sich relativ wohl. Sollten sich Schmerzen im Halte-Stützapparat hartnäckig halten, und auch durch die Korrekturen des Lehrers nicht aufzulösen sein, macht es Sinn, einen Osteopathen oder Chiropraktiker aufzusuchen, um Fehlstellungen von Becken, Hüfte, Wirbelsäule und Rippen zu korrigieren. In der ersten Phase dieser Übung sollten wir eine hohe, leicht gesetzte Position einnehmen und äußerlich nicht zu tief stehen. Muskulatur und Energielevel sollten Zeit zur Anpassung haben, damit kein Schaden entstehen kann.

**Die 2. Phase** der Entwicklung in der Stehenden Säule nutzt man, um die Entspannung zu vertiefen. Nach Haut, Muskeln und Sehnen werden die inneren Organe gelöst, noch mehr schwerer Ballast kann absinken. Beim Absinken der Energien fließen 80% ins Untere Dantian, 20% weiter durch die Beine bis zu den Füßen und in die Erde. Obwohl die Beine fast zu platzen scheinen, rührt dieser Effekt nicht ausschließlich von einer Energiefülle, sondern auch von den „schwereren“ Substanzen, wie z.B. Blut, Lymphe und Gewebeflüssigkeit. Aber dies ist keine Einbahnstraße. Zur absinkenden Energie kommt eine, durch die richtige Erdung, aufsteigende Energie. Diese sollte zunächst zu 80% über das Hintere Dantian (Hou Dantian=Ming Men) in die Nieren und zu 20% zum Scheitel fließen. Wie in Phase 1 kann man hier zunächst alle Körperseiten einzeln, und dann zusammen lösen, um schließlich auch die Haut zu lösen, als wenn man in alle Richtungen strahlt.

Die Betonung des Sammelns im Unteren Dantian ist sinnvoll. Im Schmelztiegel des Unteren Dantian, besonders wenn es gelingt, das „Feuer des Herzens" dorthin fließen zu lassen, werden alle negativen, verbrauchten Energien gereinigt und umgewandelt. Und von diesem Energiezentrum fließt die Energie wie durch „1000 Schläuche" in den gesamten Organismus und strahlt über die gelöste Haut. Die Wahrnehmung des Fließens der Energie in der 1. Phase bekommt hier eine neue Dimension. Der Weg dahin ist aber recht schwierig, viele scheitern in dieser Phase. Das Lösen der inneren Organe hat tiefgreifende Konsequenzen. Altes „Psycho-Gepäck", Verdrängtes und Unverarbeitetes löst sich aus unseren Tiefen. Man kann sich selbst kaum aushalten. Schnell greift man wieder nach bewährten „Festhaltemustern". Soll dies keine Grenze in der Vertiefung der Stehenden Säule sein, können ein verständiger Lehrer, ein Gesprächstherapeut, ein Osteopath oder Chiropraktiker helfen. Unsere Haltung ist Ausdruck und Spiegel unseres Selbst. Durch die immer besser werdende Lösung und Entspannung unseres Körpers, sollten die innere Energie und die Energieaura stärker geworden sein, der innere Energiezusammenschluss und -fluss, die energetische Verbindung mit unten und oben, rechts und links, vorn und hinten wird intensiver. D.h., wir können die Verbindung mit „außen" ausarbeiten.

Bezogen sich in der 1. Phase die Wahrnehmungen und Empfindungen vorwiegend auf körperliche Symptome, können mit dem letzten Drittel der 1. Phase immer mehr psycho-vegetative Disbalancen, bis zum Meistern der 2. Phase, in den Vordergrund treten. Hier sei wieder auf die Bedeutung einer Betreuung durch einen erfahrenen Lehrer hingewiesen! In der 2. Phase müssen auch kleinste Ungenauigkeiten in der Spannungsbalance von Muskeln, Sehnen, Knochen und Organen korrigiert werden. Man kommt seinem eigentlichen Selbst immer näher. Zhan Zhuang bekommt hier eine psychotherapeutische Wirkung. Hier sollten auch die drei inneren Zusammenflüsse bzw. die inneren drei Harmonien (Nei San He) korrekt installiert sein.

In der 2. Phase sollte der Zustand „Ru Jing" (innere Ruhe) längere Zeit gehalten werden können, selbst wenn Ablenkungen auftreten, wie z.B. Telefonklingeln oder manchmal auch nur eine Mücke. „Wir stehen gesunken, ruhig und zentriert, alles ist eins, da kommt ein Tiger in den Raum" sagt Großmeister Chen Xiaowang.

Jetzt sollte die Standposition tief entspannt mit geöffneten Gelenken und Energieleitbahnen sowie mit, aus dem Zentrum heraus, frei fließendem Qi über 30-40 Minuten gehalten werden können. Oftmals werden in dieser Phase verschiedene Atemtechniken sowie unterschiedliche Imaginationen durchgeführt, z.B. Energie aus Bäumen aufnehmen, Gegenbauch-, Haut- und Knochenatmung. Jetzt sollte das Qi-Potenzial durch regelmäßige Praxis erhöht sein. Hier beginnt die eigentliche Transformationsphase.

**Mit Beginn der 3. Phase** ist der Übende in einem wirklich tranceähnlichen Zustand, wo er alle aktiven Vorstellungen unterlässt. Das Alltagsbewusstsein ist immer mehr in den Hintergrund getreten. Seine beobachtende Funktion ist vollends erloschen. Jedes bewusste Gefühl für sich selbst, ja sogar für Zeit und Raum, verliert sich. In diesem Zustand ist stundenlanges Stehen möglich.

Die 3. Phase eröffnet dem Praktizierenden die volle spirituelle Tiefe, fern ab von allen Dogmen und Methoden. Hier muss selbst die Methode, die einen bis hierhin gebracht hat, wie ein Werkzeug nach getaner Arbeit aus der Hand gelegt werden.

Mit einer spirituellen Ausrichtung dieser Übung, kam man in den ersten zwei Phasen, durch gemachte Erfahrung mit der Übung, zu einigen Erkenntnissen, jetzt in der 3. Phase kann man zur Erleuchtung gelangen.

Mit der Zhan Zhuang-Übung steht uns eine Übung zur Verfügung, welche seit tausenden von Jahren durch ihre umfassende, stärkende, harmonisierende Wirkung von Meistern verschiedenster Systeme hoch geschätzt wird. Die Stehende Säule lässt sich u.a. als eine energetische Dusche, mit stark reinigender und stärkender Wirkung, betrachten. Hier gilt: „Wer sich waschen will, muss sich auch nass machen".

Die Wirkungen des Zhan Zhuang sind bei sachgerechter Anleitung durch einen Lehrer und bei richtigem Üben in einigen Wochen bis Monaten spürbar. Ist man bereit, die volle Tiefe dieser Übung auszuschöpfen, ist es sicher ein bitterer, steiniger Weg, welcher jahrelanges Üben erfordert, aber zum Verschmelzen mit dem Geist der Natur führt. Die Übung der Stehenden Säule hat für jeden Anspruch etwas zu bieten.

**Zhan Zhuang**

Übung im Stehen

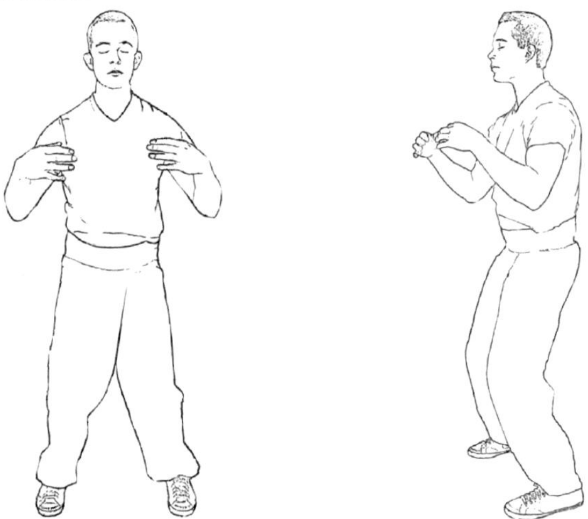

*Abb. 19, 19a19 b*

**Zielsetzung:**

- Haltungsoptimierung
- Dantian aufeinander abstimmen

- Klares vom Trüben trennen
- Unten schwer, oben leicht werden
- Energie aufnehmen und sammeln
- Aura stärken

**Übungsdauer:** 15-30 Minuten

**Methode:**

- Stehen Sie aufrecht, mit schulterweitem Abstand der parallel nach vorne gestellten Füße.
- Kommen Sie zur Ruhe.
- Durch Lösen und Loslassen Qi absenken.
- Qi im Unteren Dantian sammeln.
- Lösen Sie leicht die Knie.
- Beugen Sie leicht die Leisten und setzen sich ein wenig nach hinten, unten auf einen unsichtbaren Hocker.
- Korrigieren Sie die Fußbelastung und lösen Sie hängend die Wirbelsäule.
- Lösen Sie Steiß- und Brustbein, entspannen Sie den Unterbauch.
- Heben Sie die Arme vor den Solarplexus, als wenn Sie einen Ball umarmen. Die Handflächen weisen zum Körper.
- In dieser Haltung lösen Sie während der Ausatmung den Körper, Region für Region, von oben nach unten.
- Wiederholen Sie dies 3-mal.
- Stehen Sie am Scheitel wie aufgehängt, nach unten gelöst und durchlässig, tief verwurzelt, im Unterbauch gesammelt.
- Lösen Sie immer wieder Anspannungen, Muskeln/Sehnen, Wirbelsäule, Steißbein, Brustbein, Stirn und Unterbauch.
- Zum Abschluss senken Sie langsam die Arme und synchron dazu lösen Sie den Oberkörper von oben nach unten in den Unterbauch.
- Sind die Arme unten, legen Sie beide Handflächen übereinander auf das Untere Dantian.
- Lösen Sie noch einmal Wirbelsäule, Stirn, Brust und Unterbauch und kommen Sie aus der Übung heraus.

**Liu He/Sechs Harmonien**

**Drei äußere Harmonien / Wai San He He**
Schultern und Hüften verbinden sich,
Ellenbogen und Knie verbinden sich,
Hand- und Fußgelenke verbinden sich.

**Drei innere Harmonien / Nei San**
Herz und Verstand verbinden sich,
innere Energie und äußere Kraft verbinden sich,
Knochen und Sehnen verbinden sich.

Wirkliche Fortschritte in dieser Übung sind ohne Haltungskorrektur durch einen erfahrenen Lehrer nicht möglich.

Es gilt, die Wirbelsäule entspannt hängen zu lassen und die Knie und vor allem die Leisten-Hüftbeugung so einzurichten, dass sie durchlässig sind. Steiß- und Brustbein sollen gelöst sein, das Brustbein ist sanft zurückgesunken, damit Qi aus dem Brustraum abfließen kann.

Hat man eine gute Haltestatik aufgebaut und kann mühelos stehen, achtet man darauf, dass die drei Dantian gelöst und geöffnet sind. Der Unterbauch ist dabei der körperliche und energetische Schwerpunkt. Mit dieser Übung lassen sich Jing, Qi und Shen nähren, was unter anderem zu einer Energetisierung des gesamten Organismus führt und dessen Aura stärkt.

## Bewegte Übungen (Donggong)

Hierbei geht es um Übungen mit körperlicher Bewegung. Eine Vielzahl von Methoden und Schulen haben sich im Laufe der Jahrhunderte entwickelt, wobei viele Übungen auch im Westen bekannt sind. Vor allem ist es das Taijiquan, welches auf der ganzen Welt bekannt geworden ist. Ebenso sind z.B. vielen die „Acht Brokatübungen (Baduanjia)“ und „Die Übungen der 5 Tiere (Wuqinxi)“ bekannt.

Die im Folgenden vorgestellten Übungen entstammen den „18 Übungen der Wächter Buddhas (Shi Ba Luo Han Gong)“ und werden vorwiegend in Kampfkunstschulen unterrichtet. Sie sind leicht erlernbar und zeigen innerhalb weniger Tage, bei regelmäßiger Anwendung, kräftigende und energetisierende Wirkungen. Sie eignen sich, um wach und ausgeglichen zu werden und lassen sich auch am Arbeitsplatz „mal dazwischen“ ausführen, um wieder wach und klar zu werden. Allen bewegten Übungen gemein ist, dass sie im Qigong-Zustand ausgeführt werden sollen. Damit ist dem bewegten Anteil (Yang) ein stiller Anteil (Yin) gegenübergestellt. Auch bewegte Übungen nutzen die Führung der inneren Energie, welche mit der äußeren Bewegung verbunden wird. Die Lebensenergie (Qi) lässt sich durch bewegte Übungen leicht aktivieren und man kann Qi vermehrt aufnehmen. Da die Bewegung der Übungen aus dem Unterbauch heraus ausgeführt werden soll, findet neben dem Leiten der Energie durch den Körper ein ständiger Prozess des „Walkens“ bzw. des Vermischens der Energien im Unterbauch statt. Jing wird aufgefüllt, indem Qi immer wieder in den Unterbauch fließt. Bei der Reise der Lebensenergie (Qi) durch den Körper werden Leitbahnen gelöst und durchgängig gemacht, verbrauchtes, unreines Qi wird ständig abtransportiert und im Schmelztiegel des Unteren Dantian neutralisiert. Neben den Leitbahnen passieren die Energien auch das Mittlere- und Obere Dantian, mit ihren eigenen energetischen Ausformungen. Bewegte Übungen zeigen ihre Wirkungen bei den drei inneren Schätzen Jing, Qi und Shen. Es gilt jedoch zu beachten, dass Jing bewahren, auffüllen und umwandeln nur auf der Basis einer guten Qualität des Ruhezustandes während der bewegten Übungen gelingen kann.

## Beispiele aus dem Shi Ba Luo Han Gong-System

Mit diesen Übungen wird der Fluss der Bioenergie geregelt, die Atmung mit der Bewegung koordiniert und die Fähigkeit der Muskeln, Sehnen und Gelenke perfektioniert.

Dieses Übungssystem soll erstmals von Bodhidharma (ca. 520 n. Chr.) in den Shaolin Tempel eingeführt worden sein. Die 18 Übungen leitete er aus den Techniken des indischen Kampfsystems „Vajaramushti" und dem Yoga ab.

Grundlegendes zur Ausführung

Die Hände bzw.Fäuste werden während der gesamten Übung stark angespannt (Finger gestreckt, Fäuste fest), der Rest des Körpers bleibt gelöst! Die Atmung entspricht der Gegenbauchatmung. Bei der Ausatmung den gesamten Körper (ausgenommen Hände bzw. Fäuste) von oben nach unten lösen und die Lösungsenergie im Unterbauch sammeln. Beobachten Sie, wie die Lösungsenergie in den Unterbauch fließt. Beim Einatmen zieht sich der Bauch deutlich ein, der Brustkorb weitet sich wahrnehmbar, das Zwerchfell sollte sich dabei nach unten bewegen. Atmen Sie nicht zu angestrengt.

Bewegung und Atmung sollen synchron verlaufen. Die Ausatemphase ist länger als die Einatemphase.

**Zielsetzung:**

- Ausgleich von Muskeln, Sehnen und Gelenken
- Regulation von Jing, Qi und Shen
- Fluss des Qi optimieren
- Körperkräftigung
- Entgiftung über die Atmung

**Übung I - Hin- und Hersägen (Lai Hu La Ju)**

**Methode:**

- Stehen Sie mit geschlossenen Füßen, am Scheitel wie aufgehängt, nach unten gelöst, im Unterbauch gesammelt.
- Ballen Sie kräftig die Fäuste und halten Sie diese kraftvoll geschlossen.
- Atmen Sie ein, führen Sie beide Fäuste seitlich zu den Rippenbögen.
- Die Ellenbogen weisen nach hinten (E).
- Beim Ausatmen die Fäuste mit den Armen nach vorne strecken, der

- Körper löst sich von oben nach unten (A).
- Beobachten Sie, wie der Unterbauch voll läuft.
- Einatmen und die Fäuste zurück ziehen. Der Bauch zieht sich ein, der Brustkorb weitet sich (E).
- Lassen Sie die Ausatmung kommen und schieben Sie die Fäuste mit Armstreckung nach vorne. Lösen Sie dabei wie angegeben den Körper von oben nach unten und beobachten Sie, wie der Unterbauch langsam voll läuft (A).
- Den Körper, die Arme und die Beine nicht extra anspannen sondern eher lösen.
- Wiederholen Sie die Übung 8-mal und beenden Sie dann die Übung mit dem seitlichen Senken der Arme, wobei Sie ausatmen.

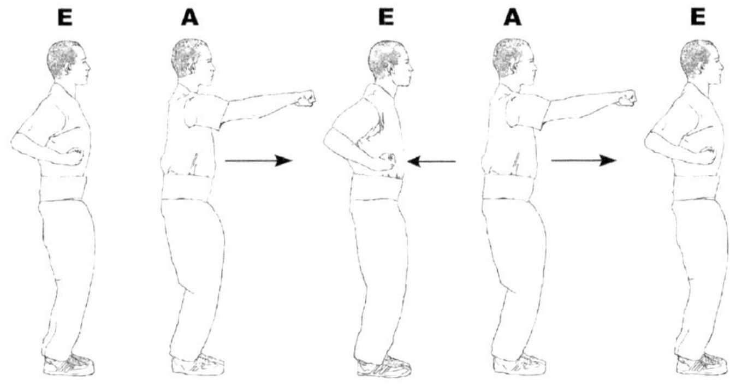


*Abb. 20*

*Wie von links nach rechts vorgegeben, atmen Sie mit dem Strecken der Arme aus (A), mit dem Zurückziehen ein (E). Zum Abschluss senken Sie die Arme mit der Ausatmung seitlich ab. Die Fäuste stehen während des Übens unter Spannung. Nutzen Sie die Ausatemphase (A), um den Körper von oben nach unten zu lösen und lassen Sie die Energie in den Unterbauch fließen.*

## Übung II - Der kleine Junge grüßt den Buddha (Tong Zi Bai Fo)

**Methode:**

- Stehen Sie mit mehr als schulterweitem Stand und „setzen“ Sie sich deutlich nach unten. Die Fußspitzen weisen zur Seite.
- Am Scheitel wie aufgehängt, nach unten gelöst. Der Unterbauch ist Schwerpunkt.
- Strecken Sie alle Finger und führen Sie beide Handflächen vor der Brust zusammen. Die Handgelenke sind deutlich angewinkelt.
- Atmen Sie ein und lassen Sie beide Hände an den Seiten mit gestreckten Armen aufsteigen, die Fingerspitzen zeigen zum Himmel. Der Bauch zieht sich dabei ein, der Brustkorb weitet sich.
- Die Arme nicht extra anspannen.
- Atmen Sie aus und lösen Sie den Körper von oben nach unten. Der Bauch fließt deutlich wahrnehmbar voll. Die Hände werden dabei synchron wieder vor die Brust gebracht, die Fingersitzen zeigen weiterhin zum Himmel. Die Hände bleiben kraftvoll, der Körper bleibt hängend gelöst.
- Einatmen, die Hände wieder zur Seite bringen und die Arme strecken.
- Ausatmen, den Körper von oben nach unten lösen und die Hände wieder zusammen vor die Brust bringen.
- Wiederholen Sie die Übung 8-mal und schließen Sie dann die Übung ab.

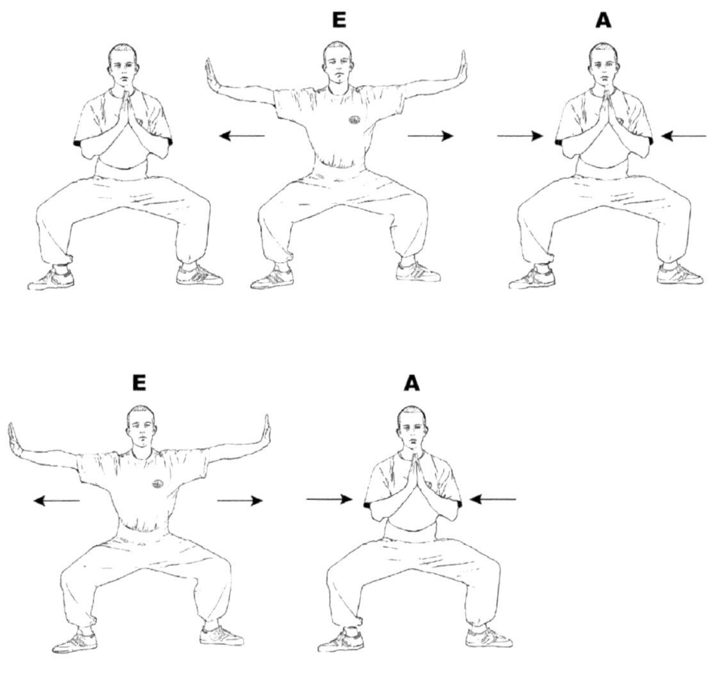


*Abb. 21*
*Einatmen und die Arme seitlich wegstrecken (E). Ausatmen, Körper lösen und Arme wieder zusammenführen (A). Mindestens 8-mal wiederholen. Nutzen Sie das Ausatmen, um den Körper von oben nach unten zu lösen und lassen Sie die Energie in den Unterbauch fließen. Die Hände stehen während des Übens unter starker Spannung.*

## Übung III - Wei Tuo reicht die Faustwaffe (Wei Tuo Xian Chu)

**Methode:**

- Stehen Sie mit mehr als schulterweitem Stand und setzen sich deutlich nach unten.
- Am Scheitel wie aufgehängt, Körper nach unten gelöst.
- Unterbauch ist Schwerpunkt.

- Strecken Sie alle Finger und führen Sie beide Hände mit ausgestreckten Armen zur Seite, die Handflächen weisen nach unten.
- Einatmen, dabei zieht sich der Bauch deutlich ein und der Brustkorb weitet sich.
- Gleichzeitig führen Sie die Arme gestreckt nach oben, wo sich beide Handflächen berühren.
- Ausatmen, den Körper von oben nach unten lösen und den Unterbauch voll laufen lassen.
  Gleichzeitig die gestreckten Arme wieder nach unten, seitlich des Körpers, führen.
- Einatmen, Hände mit gestreckten Armen wieder nach oben zusammenbringen.
- Ausatmen, Hände mit gestreckten Armen wieder nach unten führen.
- Wiederholen Sie 8-mal und schließen Sie dann die Übung ab.

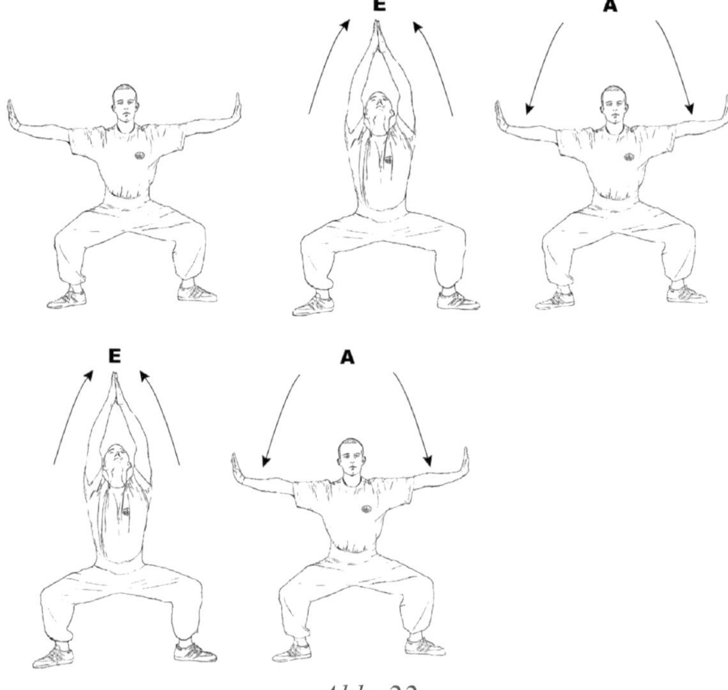


*Abb. 22*

Abb. 22: Einatmen (E) und die Arme nach oben führen, bis die Handflächen einander berühren. Ausatmen (A) und die Arme seitlich runter führen. Die Hände sind angespannt, der Rest des Körpers löst sich und die abfließende Energie füllt den Unterbauch. Wiederholen Sie mindestens 8-mal, um dann die Übung abzuschließen.

## Übung IV - Die Schultern strecken (Shen Zhang Qi Jian)

**Methode:**

- Stehen Sie, die Fersen zusammen, die Fußspitzen zur Seite gedreht, die Knie leicht gebeugt.
- Am Scheitel wie aufgehängt, nach unten gelöst. Unterbauch ist Schwerpunkt.
- Strecken Sie alle Finger und führen Sie die Fingerspitzen beider Hände zusammen vor die Brust. Handflächen weisen nach unten.
- Einatmen, die Unterarme mit kraftvoll gestreckten Fingern nach oben ausklappen und die Arme neben den Ohren zum Himmel strecken.
- Ausatmen, Körper von oben nach unten lösen und Unterbauch voll laufen lassen.
- Gleichzeitig die Arme wieder lösen und die Unterarme einklappen, damit die Fingerspitzen der gestreckten Hände vor der Brust zusammen kommen. Die Handflächen zeigen nach unten.
- Einatmen, die Unterarme nach oben ausklappen und die Arme neben den Ohren zum Himmel strecken.
- Ausatmen, Arme lösen, Unterarme einklappen, Fingerspitzen vor der Brust zusammen führen.
- Wiederholen Sie die Übung 8-mal und schließen Sie dann die Übung ab.

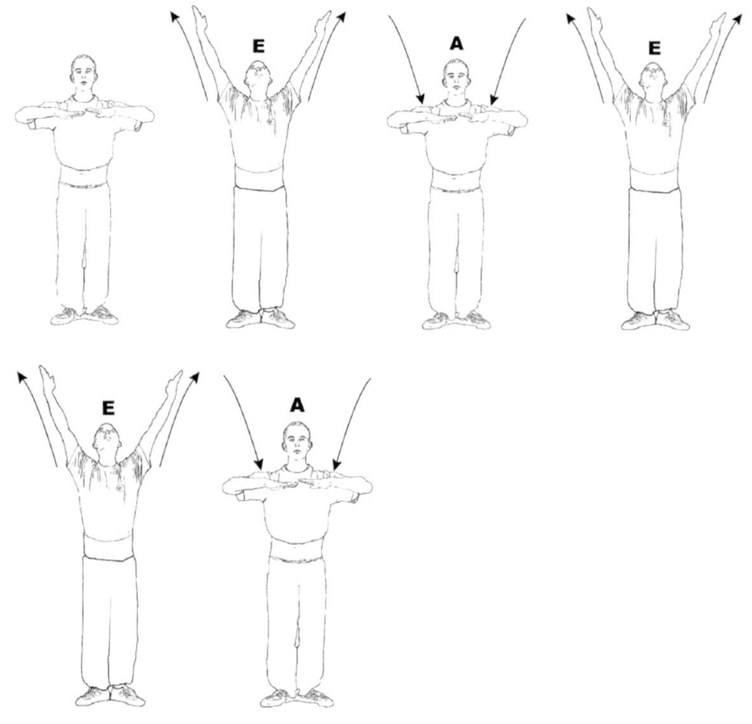


*Abb. 23*
*Einatmen (E) und die Arme nach oben aufklappen, ausatmen (A) und die Arme nach unten klappen. Wiederholen Sie mindestens 8-mal. Halten Sie die Hände gespannt. Beim Ausatmen lösen Sie den Rest des Körpers von oben nach unten. Die abfließende Energie füllt den Unterbauch.*

## Meditation (Juchufa)

Meditation ist der Weg, der zur Vereinigung des Geistes und der Seele führt und die Türen öffnet, um ins „Allumfassende Eine“ einzutreten und dort zu ruhen. Durch den Involutions-Prozess der Seele in die Verdichtung des physischen Körpers, identifiziert sich die Seele mit dem materiellen Körper und seinen Begrenzungen der Wahrnehmung. Durch Meditationspraxis kann die Seele langsam erwachen und sich ihres wahren Ursprunges bewusst werden. Die zuvor beschriebene Qigong-Praxis ist eine gute Vorarbeit, um durch Meditation zur Selbsterkenntnis und zum kosmischen Bewusstsein zu gelangen sowie sich der Unsterblichkeit bewusst zu werden. Kann sich der Geist aus der Ruhelosigkeit der materiellen Welt erheben, wird er eins mit dem Dao und durchdringt die 10.000 Dinge. Der Weg zurück zum Urgrund allen Seins, dem „Allumfassenden" „Alles-durchdringenden-Einen", verläuft in acht Stufen, welche in drei Stadien eingeteilt werden können. Im ersten Stadium arbeitet man mit Übungen und Techniken zur Läuterung der drei Energien (Jing, Qi und Shen). Die Ausrichtung, das Lösen, Absenken und Einsammeln sowie das Fließen-Lassen der Energie haben die Konzentrationsfähigkeit des Geistes gefördert. Die Ergebnisse dieser Arbeit sind die Grundvoraussetzungen der weiterführenden Praxis.

Im zweiten Stadium wird der Geist weiter ausgebildet und neben den energetischen Aspekten der alchemistischen Praxis rücken geistige Aspekte in den Vordergrund.

Im dritten Stadium hat der Geist Kontrolle über seinen Körper mit seinen Energien und wird eins mit dem Dao, mit dem Kosmos. Meditation sollte nicht mit gewöhnlicher Konzentration verwechselt werden, bei der die Aufmerksamkeit von Zerstreuungen befreit und auf ein Objekt, Subjekt oder ein Thema gerichtet wird. Meditation ist die Art der Konzentration, die ausschließlich darauf ausgerichtet ist, dass All-Eine (Gott) zu erkennen. Wer den geistigen Weg gehen will, sollte die Beziehung vier ineinandergreifender Kräfte verstehen. Die Kontrolle über Jing, Qi, Shen und Atem führt zu sicheren Ergebnissen. Auch die daoistischen Wege der Inneren Alchemie suchen gleichzeitig die Kontrolle über Atem, Lebenskraft, Geist und Geschlechtskraft zu erlangen. Ist die Lebenskraft ruhelos, ist der Mensch nervös und hält seinen Körper ständig in Bewegung. Auf diese Weise werden auch der Geist, die Geschlechtskraft und der Atem ruhelos. Durch Übung und Meditation erlangt man tiefere Kontrolle über den Atem sowie über Jing, Qi und Shen. Durch Qigong-Übungen, wie zuvor exemplarisch vorgestellt, meistert man die ersten Kontakte mit Atem, Jing, Qi und Shen, kann dann mittels Meditation geistig weiter lösen und sich auf die alles durchdringenden feinsten Schwingungen des Seins einstimmen und mit ihnen in Resonanz treten. In dem daoistischen Text: „Geheimnis der goldenen Blüte“ wird der physische Leib mit einer Lotuspflanze, deren Wurzeln in den Schlamm greifen und derer Blüte sich zum Himmel öffnet, gleichgesetzt. Die Blüte ist der Geist des Lotus und wie ein Auferstehungsleib erwacht er in den Himmel. Durch Achtsamkeits- oder Konzentrationsübungen werden die geistigen Energien sich beruhigen und sammeln. Dies hat tiefgreifende harmonisierende Einflüsse auf das Nervensystem und die Schwingungsfrequenz des Gehirns. Meditation ist allen acht Stufen der Inneren Alchemie dienlich. In der Alltagshektik mit all seinen Anforderungen der Ebene „Erde“ schwingt das Gehirn bei normaler Tagesaktivität im angespannten Wachzustand in der Beta-Frequenz (13-30 Hz). Im entspannten Wachzustand mit geschlossenen Augen entwickelt sich die Alpha-Frequenz (8-12 Hz). Erst in der Meditation oder Trance schwingt das Gehirn in der Theta-Frequenz (4-7 Hz), die auch in der Hypnose erreicht wird. Für Kleinkinder ist die Theta-Frequenz eher die normale Schwingung. Im Tiefschlaf oder im Koma ist es die Delta-Frequenz (1-3 Hz), in der das Gehirn schwingt. Meditation ist ein zur Mitte ausrichten. Es gilt dabei, seinen eigenen Urgrund freizulegen und die Vielfalt der Techniken zielt auf klares, hellwaches Gewahr-Sein und tiefstmögliche Entspannung. Es werden stille und bewegte Meditation, objekt- und subjektbezogene sowie aktive und passive Meditation voneinander unterschieden.

Stille Meditation, meist im Sitzen oder Stehen ausgeführt, kann aktiv oder passiv durchgeführt werden. Bewegte Meditation ist z.B. das Kampfkunstsystem Taijiquan, bei dem in der Ausführung der Schwerpunkt von Kampfaspekten auf die Meditation verlagert wird. Eine objektbezogene Meditation nutzt z.B. eine Kerzenflamme, um sich ganz mit ihr zu identifizieren. In der subjektbezogenen Meditation versenkt man sich in sich selbst. Bei der subjektbezogenen Meditation, zur Entwicklung des geistigen Lichtes (Shen Guang) und zur inneren Betrachtung (Nei Guan), wird es notwendig, das „Dritte Auge“ an der Stirn mittels Übungstechniken zu öffnen (Kai Tian Mu). Diese Methoden werden vom Meister dem Schüler vermittelt.

Während dieses Prozesses des Öffnens arbeitet man mit der beweglichen Perle des Brustzentrums und entwickelt den spirituellen Embryo, dessen Heranreifen mit dem Öffnen des Himmlischen Auges eng verbunden ist. Jede Tradition und Schule (ja sogar jeder Meister) hat ihre eigene „Methodenkombination", um den Öffnungsprozess durchzuführen.

In der aktiven Meditation rezitiert man z.B. Mantren.

Als Hilfsmittel bei der Meditation dienen Konzentrationsmeditationen. Ziele sind tiefe und bewusste Entspannung, mentale und emotionale Ruhe sowie ein klarer Gewahrseins-Zustand. Diese Ziele sind das Sprungbrett, um Gewahrsein des Überbewusstseins, und weiter, kosmisches Bewusstsein zu erlangen. Mit Meditation lassen sich die Schwingungsfrequenzen des Gehirns und des Körpers weiter verfeinern sowie ein Bewusstsein für feinstofflichere Realitäten entwickeln. Die Wurzeln der Meditation sind mystischer und religiöser Natur. In den östlichen und westlichen Varianten ist es das höchste Ziel, das „All-Eine", das Göttliche, die „große Leere", mit allem innewohnenden Potenzial, unmittelbar zu erfahren. Oft werden bei der Meditation auch Affirmation, Kontemplation und Gebet genutzt. Eine der klassischen Fragen zur Kontemplation ist: „Wer bin ich" oder die Aussage „Ich bin du-du bist ich-ich bin". Aus den vielen Traditionen der Meditation hat sich eine Vielzahl von Meditationstechniken entwickelt und in der Neuzeit sind viele hinzu gekommen. Deshalb sind eine klare Zielsetzung und Ausrichtung sowie das Erkennen des Wirkprinzips der Meditation nötig. Ist man ein spiritueller oder religiöser Mensch? Möchte man eher Wellness-Wirkungen? Mit was oder wem will man in Resonanz treten? Erträgt man es, alles Weltliche loszulassen? Reichen einem als Ziel tiefe Ruhe und Wohlgefühl? Wie auch immer, regelmäßige Meditation tut ihre Wirkung! Veränderungen im meditativen Zustand sind z.B. neurologisch messbar. Meditation führt zur Verlangsamung des Herzschlages, zur Vertiefung der Atmung, reduziert Muskelspannungen und harmonisiert die Funktionen der Organe und Hormondrüsen.

Meditation hat, wie die Übungen des Qigong, konstruktive Wirkung auf den Körper, seine Energie sowie Geist und Seele. Die Wirkungen zeigen sich vom Zellgeflüster über die Schwingungen des

Sendens und Empfangens hin zur besseren geistigen Kraft und zu größerem Bewusstsein. Mit Meditation gelingt es dem Menschen, Harmonie zwischen Himmel und Erde zu halten und selbst zum Leben zu erwachen.

Für die Praxis der Meditation bzw. dessen Vorbereitung sind das Obere und das Mittlere Dantian sowie die Wirbelsäule mit ihren energetischen Zentren und das Gehirn von Bedeutung. Die Wirbelsäule muss aufrecht ausgerichtet sein. Auf der Rückenmarks-Achse sind es sieben energetische Zentren, die in enger Verbindung mit den drei Dantian stehen und gezielt gelöst und geöffnet werden müssen. Sie entsprechen den sieben Chakren der indischen Tradition. Sie sind aber auch bei Mystikern und Alchemisten im Abendland bekannt. In der Offenbarung spricht der Apostel Johannes von den sieben Sternen oder den sieben Gemeinden (Kirchen) und meint damit die Lichtzentren auf der Rückenmarksachse, durch welche die im Fleisch gefangene Seele ihr Bewusstsein kund tut. Veredelte Energien von Jing und Qi werden auf der Rückenmarksachse transportiert und durchlichtet, wodurch Shen gefördert wird. Übungen mit der Wirbelsäule wie z.B. der Kleine Himmlische Kreislauf oder die Chanmigong-Basisübungen sind exzellente Vorübungen zur Meditation. Der Bereich des verlängerten Rückenmarks gilt als Tor des Gehirns, durch das kosmische Energien aufgenommen werden können. In Rückenmark und Gehirn sollen die Energien Jing, Qi und Shen durchlichtet werden. Die Qualität der Durchlichtung ist davon abhängig, wie gut die sieben Zentren gelöst und aktiviert sind. Das Steißbein gilt als die Wurzel und ist eng mit Jing und der Geschlechtskraft verbunden. Das Kreuzbein ist das Zentrum, wo Jing gesammelt und die Verbindung der Sexualenergie zum Mingmen gefördert wird. Die ersten drei Zentren liegen im hinteren Bereich des Unteren Dantian, wobei der Mingmen das Feuer des Lebens birgt. Der Mingmen gilt als Erhalter des Lebens. Das vierte Zentrum entspricht der Lage des Punktes Shen Dao und bildet das Hintere Herzzentrum. Da Zhui, der Große Hammer, entspricht der Lage des 1. und 2. Brustwirbels und bildet das fünfte Zentrum. Hier ist die energetische Schaltstelle der oberen Extremitäten. Hier lässt sich über die Hände aufgenommene Energie sammeln und z.B. dem Himmlischen Kreislauf zuführen. Das vierte und fünfte Zentrum steht eng mit dem Mittleren Dantian in Verbindung. Das sechste Zentrum ist das Jadekissen außen und der Kern des Oberen Dantian innen. Innen ist es die Region, aus der heraus Kontemplation, Gebet und Affirmation angewandt werden. Das sechste Zentrum befindet sich drei Finger weit über dem weichen Gaumen. Die Scheitelregion, die Hundertfache Vereinigung (Bai Hui) oder der Zehntausendblättrige Lotus, ist die Öffnung und Verbindung in den himmlischen Bereich. In der Meditation sollte man zunächst sein Bewusstsein im sechsten und siebten Zentrum sammeln, um sich wie aus einer sich öffnenden Blüte zu den himmlischen Sphären aufzuschwingen. Sind alle sieben Energiewirbel geöffnet und aktiv, bilden sich die Lichter des Kopfes (Siehe Abb. 24)

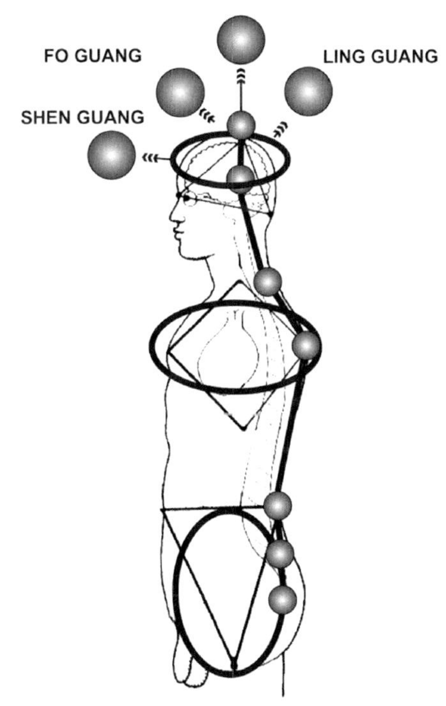


*Abb. 24*
*Dargestellt sind die Kopflichter sowie die sieben Energiezentren der Rückenmarksachse.*

Als Lichtenergie des Kopfes gelten:

Das „Goldene Licht“ (Jin Guang), welches aus der Scheitelregion die Verbindung in den Kosmos herstellt. Die Farbe „Gold“ entspricht der kosmischen Grundfrequenz, die oft meditativ als „OM AUM“ intonisiert wird.

Drei Finger breit weiter nach vorne zur Stirn, leuchtet das „Buddhistische Licht“ (Fo Guang).

Drei Finger breit vom Scheitelpunkt nach hinten, lässt sich für „Sehende“ das „Licht der Intelligenz“ (Ling Guang) ausmachen. Die Kraft dieses Lichtes entscheidet oft darüber, ob ein Meister einen Schüler annimmt und was er ihn lehrt.

Ca. 30-50 cm vor der Stirn lässt sich das geistige Licht (Shen Guang) ausbilden. Einige Meter über dem Scheitel und unter den Fußsohlen sind weitere Energiezentren, die in Wahrnehmungsmeditationen sensibilisiert werden, wobei im Zentrum über dem Scheitel der im Brustzentrum entwickelte unsterbliche spirituelle Embryo nach Monaten des Heranbildens vollständig erwacht. Trotz der vielen kulturellen, religiösen, spirituellen, mystischen Färbungen und unterschiedlichen Wegen der alchemistischen Praxis, folgt die Essenz der Alchemie Prinzipien universeller Größe.

Wenn die modernen Physiker Materie bereits sowohl als Energieform als auch als „kristallisierter Geist“ interpretieren, ist demzufolge Geist gleich Energie und Energie gleich Geist. Auch das Bewusstsein, welches ohne Geist nicht existent sein kann, wird dann eine andere, noch völlig unbekannte Energie sein. Mittels Meditation lässt sich veredelter Geist (Shen) auf die feinsten energetischen Schwingungen einstimmen, die hinter allem liegen. Ganz im Sinne des Weges der Inneren Alchemie. Die Entwicklung des Geistes führt über Meditation zu einem kausalen Bewusstsein. Bis dieser „Evolutionssprung“ geschehen kann, müssen viele Hindernisse ausgeräumt werden. Vor allem das Überwinden der Sinne, deren „Unruhe-Stiften“ man in der Meditation auf die Schliche kommt. Durch immer tiefer werdende bewusste Ruhezustände gelingt es, sich der Reizleitung des Nervensystems, welches Sinneswahrnehmungen weiterleitet, zu entziehen. Tiefes kausales Wahrnehmen wird möglich. Ein so erhobenes

Bewusstsein lässt sich spirituell, religiös oder kontemplativ ausrichten.

Der Zeitrahmen für die Meditationspraxis beginnt bei mindestens 30 Minuten. Es empfiehlt sich, Übungen zur Vorbereitung zu praktizieren, die auf Entspannung, Zentrierung der Energie sowie Öffnung der Energiezentren der Rückenmarksachse und der Kopfregionen zielen.

## Meditationsübungen

### Übung I - Vorübung

Im Sitzen

**Zielsetzung:** Wirbelkanal öffnen

**Methode:**

Vorbereitung

- Sitzen Sie gerade, mit aufgestelltem Becken.
- Am Scheitel wie aufgehängt, tief in die Erde verwurzelt.
- Im Unterbauch gesammelt.
- Ruhen Sie gelöst im Qigong-Zustand.

Übungsphase

- Lösen Sie, am Steißbein beginnend, die Wirbelsäule aufwärts bis zum Scheitel.
- Oben angekommen, lösen Sie mit visualisiertem weißen Licht die Strecke vom Baihui abwärts die Wirbelsäule entlang bis zum Steißbein.
- Dann lösen Sie erneut, am Steißbein beginnend, die Wirbelsäule aufwärts bis zum Scheitel.
- Am Scheitel angekommen lösen Sie wieder die Strecke Baihui durch die Wirbelsäule bis zum Steißbein, mit visualisiertem weißen Licht.
- Wiederholen Sie dies 14-mal.

Meditationsphase

- Beim letzten Durchgang lösen Sie die Wirbelsäule aufwärts bis zum Scheitel.
- Nun sitzen Sie mit der Aufmerksamkeit an Scheitel und Stirn für mindestens 30 Minuten.

Abschluss

- Danach schließen sie die Übung im Unterbauch ab.

**Zusatzinformation:**

Achten Sie darauf, dass das Trübe, Schwere unten bleibt und der Unterbauch Ihr Schwerpunkt bleibt.

**Übung II - Hauptübung**

Im Sitzen

**Zielsetzung:**

Energiezentren der Wirbelsäule öffnen und durchlichten

**Methode:**

Vorbereitung

- Sitzen Sie gerade, mit aufgestelltem Becken.
- Am Scheitel wie aufgehängt, tief in die Erde verwurzelt.
- Im Unterbauch gesammelt.
- Ruhen Sie gelöst im Qigong-Zustand.

Übungsphase

- Am Steißbein beginnend, lösen Sie mit je einer Ausatmungsphase nacheinander:
- Steißbein,
- Kreuzbein,
- Tor des Lebens,
- Hinteres Herzzentrum,

- 1.+ 2. Brustwirbel,
- Jadekissen,
- Scheitel und
- Drittes Auge.
- Einmal Ausatmen für jedes Zentrum. Zusätzlich können Sie sich jedes der sieben Zentren beim Ausatmen als eine sich öffnende Blüte vorstellen und diese versuchen zu spüren.
- An Scheitel und Drittem Auge angekommen, lösen Sie, mit visualisiertem weißen Licht, die Strecke von der Stirn durchs Gehirn in die Wirbelsäule und von dort abwärts bis zum Steißbein.
- Beginnen Sie erneut am Steißbein. Lösen Sie mit jedem Ausatmen erneut die sieben Zentren bis zum Baihui und lösen die Strecke abwärts bis zum Steißbein wieder mit visualisiertem weißem Licht.
- Wiederholen Sie dies 14-mal.
- Beim letzten Aufwärtslösen und Öffnen verweilen Sie mit Ihrer Aufmerksamkeit an Scheitel und Stirn und sitzen mindestens 30 Minuten still.

Abschluss

- Beenden Sie das stille Sitzen mit einem segnenden Gebet oder einer entsprechend positiven Affirmation.

**Zusatzinformation:**

Wehren Sie sich nicht gegen aufkommende Gedankentätigkeit. Richten Sie einfach all Ihre Aufmerksamkeit weg vom Denken auf den Scheitel und das Sehen mit dem Himmlischen Auge.

Den Fokus auf etwas richten nennen die Dao-Meister: „Das Eine bewahren (Shou Yi)"
„Das Eine bekommen (De Yi)"

Über das Dritte Auge können Sie sich selbst innerlich betrachten.

Das Innere Betrachten nennt man „Nei Guan".

## Übung III Affirmation

Im Sitzen

**Methode:**

Vorbereitung

- Führen Sie die Übung II mit dem Lösen und Öffnen der sieben Zentren durch, bis sie an Scheitel und Drittem Auge verweilen können.

Affirmationsphase

- Dann lösen und öffnen Sie ihren Brustkorb gleichzeitig mit der Affirmation „Liebe und Geborgenheit".
- Fühlen Sie, wie sich Liebe und Geborgenheit im Brustzentrum ausweiten und in ihren gesamten Körper ausstrahlen. Zusätzlich können Sie das Gefühl von Liebe und Geborgenheit sich im ganzen Raum ausbreiten lassen. Fühlen Sie wie Liebe und Geborgenheit in Ihnen schwingen. Halten Sie diese Wahrnehmung für mindesten 30 Minuten.

Abschluss

- Dann schließen Sie die Meditation mit einer segnenden Affirmation oder einem Gebet ab.

**Zusatzinformation:**

Öffnen sie sich mit jeder Zelle Ihres Körpers für den Affirmationsinhalt. Weitere Affirmationen, die immer vom Stirnzentrum ins Brustzentrum gerichtet werden und sich von dort aus weiten, können z.B. sein:
„Ich öffne mich dem kosmischen, göttlichen Bewusstsein."
„Ich öffne mich kosmischer, göttlicher Führung."
„Ich öffne mich der Selbsterkenntnis."

Fühlen Sie in jeder Zelle Ihres Körpers die Schwingungen der Affirmation. Die Affirmationsphasen können mit dankenden Affirmationen oder Gebeten beginnen, bevor Sie die Hauptaffirmation durchführen. Zum Abschluss empfehlen sich segnende Affirmationen und Gebete, die alle (Menschen-) Wesen einbeziehen.

Nach diesen Übungsbeispielen lässt sich erkennen, dass die eigentliche stille, sitzende Meditation, mit lösenden, öffnenden Übungen mit dem Fokus auf Wirbelsäule, Gehirn und Brustkorb, vorbereitet wird. Eigentlich sind alle Qigong-Übungen auch Vorbereitungen für stille Meditation. Es empfiehlt sich, zu seiner Qigong-Praxis stille Meditation, über die Dauer von mindestens 30 Minuten, hinzuzufügen.

Mit einem fortgeschrittenen Meditationslehrer, Meister oder Guru werden Sie große Fortschritte in Ihrer spirituellen Entwicklung machen können. Vielen Übenden reicht es, sich durch Meditationsübungen wohl zu fühlen und es geht ihnen nicht weiter um geistige Entwicklung. Meditation aber ist mehr als eine Wellness-Methode. Auf dem Weg zu den höchsten Zielen der Inneren Alchemie werden auch Steine liegen, deren Beseitigung wirklichen Fortschritt und Entwicklung möglich macht.

## Energetischer Selbstschutz

Mittels der Methoden des Qigong gelingt es, die Lebensenergien in ihren unterschiedlichen Schwingungszuständen zu harmonisieren, zu stärken, zu reinigen und umzuwandeln. Es gilt dann, die durch alchemistische Arbeit „geklärten“ Energien vor „Verunreinigungen“ zu bewahren. Das Energiewesen Mensch lebt in einer Welt, in der mannigfaltige Energiefrequenzen auf sein Energiefeld einwirken, die Konsequenzen für das körperliche, emotionale, mentale und spirituelle Wohlbefinden haben. Oft sind das Umfeld und die Umwelt, in denen wir uns bewegen, mit negativen Energien angefüllt, deren tiefgreifender Einfluss unbemerkt und unbewusst auf uns einwirkt. Aus dem Himmel heraus wirken kosmische Energien auf den Menschen ein. Die Wissenschaft der Astrologie hat die Einflüsse des Kosmos mit Sonne, Mond, Sternen und Planeten erkannt und im Laufe der Zeiten soweit ausgearbeitet, dass sie ganz individuell für jeden förderliche oder hinderliche kosmische Energien z.B. anhand der Geburtsdaten im Geburtshoroskop aufzeigen kann. Auch die Energien der Erde können sich konstruktiv oder destruktiv auf uns auswirken. Das Wissen aus der Geomantie und Radionik gibt vielerlei Hilfestellung, sein Leben in Einklang mit den Energien der Natur zu gestalten. In China entwickelte sich die Kunst des Feng Shui (Wind und Wasser), welche auch heute hilft, Haus, Wohnung und Garten so zu gestalten, dass Naturenergien dem Leben des Menschen förderlich sind. Neben dem energetischen Einfluss des Himmels und der Erde auf den Menschen, ist es vor allem der Mensch selbst, der Energien aussendet, vor denen man sich schützen sollte. Das menschliche Wesen ist ja Sender und Empfänger und das gleichzeitig auf verschiedenen Frequenzen. Unsere physische, materielle Erscheinung ist komprimierte verdichtete Energie, welche ebenso sendet und empfängt wie unser Astral-, Emotional-, Mental- und Spiritualkörper. Die energetischen Hüllen bilden die Aura eines Menschen und sind letztlich die Antennen, über die man in das Netzwerk des Daseins eingebunden ist. Das menschliche Senden und Empfangen geschieht meist unbewusst, wird von einigen jedoch auch bewusst positiv bzw. negativ angewandt. Die Bandbreite der gegenseitigen Beeinflussung ereignet sich über die Schwingung von Segnungen, Gebeten, Glückwünschen, Danksagungen, Hoffnungen und Wünschen, Verachtung, Missgunst, Hass, Flüchen und okkulten und magischen Praktiken. Jede Bewegung und jede Geste, jeder Gedanke, jede Emotion, jede Handlung und jeder Wunsch haben energetische Auswirkung auf uns selbst, auf den anderen wie auch auf das ganze Netzwerk der vielen energetischen Daseinsebenen. Schon immer versuchte der Mensch, sich vor den negativen Einflüssen von Himmel, Erde und Mensch zu schützen und die positiven, förderlichen Energien anzuziehen, zu stärken und für sich nutzbar zu machen. Dafür nahm er Gebete, Riten, Talismane, Heiligenbilder, Klänge, Gesänge und Übungen, mit denen auch heute noch magische und spirituelle Handlungen und Übungen durchgeführt werden, zur Hilfe. Intuitiv fand man die Orte der Kraft und erkannte, welche Konstellationen von Bergen, Ebenen, Flussläufen und Seen für ein Leben mit der Natur, im Einklang mit dem großen Ganzen gut waren. Sich vor den Energien des Klimas zu schützen, führte zur Entwicklung von Kleidern und noch heute erinnern Festtage, wie

Erntedank und Weihnachten, z.B. an das Danken für die Ernte oder an das Vertreiben der Wintergeister. In allen Kulturen, Religionen und Mysterienschulen finden sich Methoden, die dem energetischen Selbstschutz zugeordnet sind.

Konstruktiv und destruktiv, Werden und Vergehen, Zunehmen und Abnehmen oder positiv und negativ sind grundsätzlich wirkende Energien.

Hat man sein Haus oder seine Wohnung aufgeräumt, wird sie durch das Leben in ihr wieder unaufgeräumt werden. Es obliegt dem Bewohner, inwieweit er sie wieder „verdrecken" lässt oder wie viel „unaufgeräumt" er zulassen kann oder will. Schmutz entsteht durch jeden selbst und wird von außen hereingetragen oder gelangt durch zu weit oder zu lange geöffnete Fenster herein. Man kann sich Gardinen, Fliegengitter, Markisen und/oder Rollladen an die Fenster machen, die z.B. einiges an Blicken, Insekten und Schmutz abhalten. Es lässt sich gar nicht vermeiden, dass Verunreinigungen geschehen. Mit einem guten Immunsystem und einigen Hausmitteln lässt sich die Erkältungszeit gut überstehen. Ist das Immunsystem schon geschwächt und kennt man keine Hausmittel, kann man sich schon mal was „einfangen".

Energetischer Selbstschutz beginnt zunächst bei jedem selbst. Zunächst muss man sich vor sich selbst schützen. Erinnern Sie sich: Der Mensch hat ein Energiefeld, das, wenn es stark ist, Schutz nach außen bietet. Unsere Art zu denken, zu fühlen oder die Welt zu sehen ist in uns abgespeichert. Hat man hier destruktive Denk- und Gefühlsmuster entwickelt, wird der energetische Schutzschild geschwächt und löcherig. Dazu werden negative Gedanken und Gefühle entsprechend abgestrahlt und gesendet und können so in Resonanz mit Negativem treten, was letztlich auf uns selbst zurückwirkt.

Mit den zuvor genannten Übungen sollte es gelungen sein, die inneren Energien zu stärken und gut in den Bereichen Kopf, Brust und Bauch gesammelt zu haben. Sind die vier Grundanforderungen, Ausrichten, Lösen und Absenken, Sammeln und Fließen-Lassen, gut eingeübt, werden sich die Aura und der energetische Schutzschild soweit gestärkt haben, dass ein grundlegender Schutz besteht. Werden aber auf dem Weg der Alchemie die Aktivitäten des erworbenen

Geistes sowie negative Gefühle nicht geklärt und veredelt, ist zwar der Sender mit seinen Sendeleistungen gestärkt, der destruktive Inhalt der Sendung jedoch wird noch stärker abgestrahlt. Durch regelmäßiges Praktizieren von Qigong und stiller Meditation gelingt es, nach und nach Gedanken und Gefühle zu klären und bewusster wahrzunehmen, wie Denken und Fühlen sich auf uns auswirken. Um im alchemistischen Sinne die Energien von Denken und Fühlen zu veredeln, ist eine spirituelle Ausrichtung nötig. Wer den Weg zum höchsten Ziel der angewandten Alchemie geht, wird lernen, die Schwingungen seines Denkens, Fühlens und Handelns so zu veredeln, dass er mit dem Edelsten in Resonanz treten kann. Wer nur $^4/_5$ des Weges als Ziel anvisiert, wird sich in den Wirrungen des weltlichen Lebens verlaufen und bestenfalls ein Magier sein, der mit Unedlem hantiert und damit in Resonanz tritt. Die ersten Schritte im energetischen Selbstschutz zielen also auf den Schutz vor sich selbst. Schützen Sie sich vor den Gedanken, die Sie in Versuchung bringen, die z.B. Neid, Missgunst, Machtgier, Profitgier, Eifersucht und Angst senden, indem Sie solche Gedanken erkennen, ihnen nicht anhaften und sie umwandeln. Ebenso sollte man sich vor der Art, wie man mit Gefühlen umgeht, schützen. Angst, Wut, Zorn und Sorgen z.B. sind emotionale Energiefrequenzen, die abstrahlen und uns selbst und anderen Energie abziehen. Oft verbinden sich Gedanken und Gefühle zu einer besonders destruktiven Frequenz. Jeder Gedanke und jedes Gefühl ist eine Energiefrequenz. Je mehr man einem bestimmten Gedanken, Wunsch oder Gefühl nachhängt, desto mehr komprimiert sich diese Energie und bildet energetische Gedanken- oder Gefühlsformen. Diese selbst geschaffenen Formen haften sich an das eigene Energiefeld und ziehen ähnlich schwingende Formen an. Diese Gedankenformen unterscheiden sich von feinstofflichen Strahlungsfeldern. Die Gedanken- und Gefühlsform setzt sich aus dem exakten Inhalt der Gedanken bzw. des Gefühls zusammen. Besonders stark sind die Mischformen, bei denen bestimmte Gedanken mit bestimmten Gefühlen zusammen eine Energieform bilden. Ein feinstoffliches Strahlungsfeld setzt sich aus den Eigenschaften der Gedanken und Gefühle zusammen. Angewohnheiten im Denken und Fühlen verdichten schließlich Teile des Strahlungsfeldes zu einer Form, die selbstgeschaffen und eigenständig wie ein Parasit an uns anhaftet und unser Leben vergiftet.

Gedanken- und Gefühlshygiene sind Grundbestandteil jedes energetischen Selbstschutzes. Unsere Gedanken und Gefühle beeinflussen energetisch uns selbst und andere.

Gerade in der heutigen Zeit mit ihrer Medienflut, nimmt man vor allem über Augen und Ohren destruktive Energien auf. Man hat sich an Gewalt und Obszönitäten in Bild und Ton derart gewöhnt, das z.B. Filme langweilig sind, wenn nicht genug Blut fließt oder entsprechend sexuelle Stimulierung passiert. Alles dreht sich um die Befriedigung der Sinne in exzessiver Weise. Um sich mit alchemistischer Arbeit weiterzuentwickeln, wird es nötig, sein Denken, Fühlen, Handeln, aber auch seine Sinne zu klären, zu reinigen und durch Meditation sogar zu überwinden. So zu verfahren ist energetischer Selbstschutz, welcher unser „energetisches Immunsystem" kräftigt.

Um sich energetisch zu schützen, muss man zunächst von innen heraus Trübes absenken und ausleiten, damit Klares gestärkt wird. Die Methoden der Entspannung auf Haut-, Muskel- und Sehnenebene, mit dem Absenken und Einsammeln der Energie in den 3 Dantian, stärkt die Schutzwirkung des Energieschildes um uns herum. Entspannung auf der Ebene der Organe führt zur Klärung der Emotionen und destruktive

Gefühle strahlen nicht mehr so stark aus uns heraus. Mit einer spirituellen Ausrichtung und Lebensweise lässt sich der äußere Energieschutzschild von innen heraus stärken und es werden positive Energien abgestrahlt, die wiederum mit Positivem in Resonanz treten. Mit Übungen lässt sich der äußere Schutzschild stärken und verdichten. Dieser Schutzschild ist semipermeable, d.h. halbdurchlässig, wobei von außen eindringendes Negatives abgeschirmt und von innen Abstrahlendes durchgelassen wird. Sich einen starken Schutzschild aufzubauen ist ein Ziel des energetischen Selbstschutzes, mit dem man sich vor negativen, bewussten oder unbewussten „Angriffen" der anderen Wesen schützen kann. Ohne seine eigenen „Sendungen" zu reinigen wird dies aber nicht dauerhaft gelingen. Es gibt jedoch auch bewusste Angriffe von Menschen mit mentalen Kräften, die magisch okkulte Praktiken an anderen durchführen. Übungen mit Visualisierungen, Mantren und natürlich-energetischer Kräftigung helfen, auch gegen solche Angriffe einen Schutz aufzubauen. Je mehr man sich aber vor solchem fürchtet, desto angreifbarer wird man. Negative Affirmationen schaffen Resonanz mit Negativem. Ruht man in sich selbst, hat sein Herz beruhigt, seine Energien gereinigt und gestärkt sowie seinen Geist auf das unendliche, allumfassende, alles durchdringende Eine, auf Gott, ausgerichtet, hat man den stärksten Selbstschutz. Aus einem derart geklärten Bewusstsein heraus lassen sich Versuchungen, Beeinflussungen, denen auch spirituell entwickelte Menschen ausgesetzt sind, und Angriffe erkennen und auflösen. Geschichten und Legenden aller Heiligen zeugen von Situationen, bei denen negative Energien und Wesen destruktive, hinderliche Beeinflussungen und Vergiftungen vorzunehmen versuchten. In jedem Moment kann man sich entscheiden, dem Konstruktiven oder Destruktiven anzuhaften. Es gilt zu lernen, entsprechend zu unterscheiden, damit z.B. Übungen des Selbstschutzes auch langfristig wirksam bleiben und nicht durch eigene Disbalance mit Konsequenzen im Denken, Fühlen und Handeln wieder „aufgeweicht" werden.

## Selbstschutzübungen im Qigong

Die Methoden des Selbstschutzes im Qigong arbeiten im Wesentlichen mit Visualisierung, Affirmation, Energiekanalisierung und Mantren, umfassen aber auch astrologische und geomantische (Feng Shui) Aspekte. In allen alten daoistischen Schulen nutzte man nicht selten magische Rituale und beschwor okkulte Kräfte, von deren Gebrauch aber abzuraten ist. Amulette und Talismane verschiedenster konfessioneller Ursprünge sind auch im Qigong verbreitet. Auch mit Räucherwerk kann man Raumenergien reinigen und vor negativen Beeinflussungen bewahren. Weihrauch, Räucherhölzer, Duftessenzen und deren Wirkungen sind in allen Kulturen bekannt und werden entsprechend genutzt. Die Schutzübungen im Qigong bauen auf den vier Grundanforderung des Übens und dem Qigong-Zustand auf. Mit guter Basisarbeit hat man bereits gelernt, sein Energiefeld zu harmonisieren und zu stärken. Des Weiteren hat sich die Vorstellungskraft zu einem Werkzeug entwickelt, mit dem es gelingt, starke Visualisierungen und Affirmationen anzuwenden, um z.B. Energien zu kanalisieren, zu komprimieren und in Bewegung zu bringen.

Grundlegende Energiearbeit lässt Körper und Geist, Boot und Steuermann, zu einer Einheit werden und alle Teilaspekte des Übens wirken zusammen. Folgende Übungen zum Selbstschutz lassen sich verhältnismäßig leicht umsetzen, so dass deren Wirkungen deutlich wahrzunehmen sind. Die ausführende Person sollte sich aber sicher sein, richtig auf das „All-Eine" ausgerichtet sowie gut geschützt zu sein. Auch sollte man keine Opposition gegen die negativen Einflüsse aufbauen. Je mehr man sich ängstigt, sorgt und wehrt, desto mehr zieht man zusätzlich das an, wogegen man sich eigentlich wehren will.

Jesus widerstand den Versuchungen und Angriffen Satans mit den Worten: „Weiche von mir", als wenn er eine störende Mücke wegwischte und richtete seine Aufmerksamkeit sofort weg von dem Negativen hin zum Himmlisch-Positiven, wodurch er unangreifbar wurde.

Die Muster, die wir unserem Geist einprägen, bestimmen unser Schicksal und beeinflussen das Leben unserer Mitmenschen. Die Frequenzen, welche wir senden, empfangen wir auch. Der Mensch hat als Sender die Verantwortung, sich selbst und andere nicht negativ zu „besenden". Als

Empfänger schützt man sich vor negativen Gedanken und Emotionen, schmutzigen, schädlichen, feinstofflichen Strahlungsfeldern oder negativen mentalen Energien durch Ärger oder Stress, Belastungen aus der Umwelt (Bahnhof, Bar, Casino, Bordell), negativen emotionalen Mustern sowie destruktiver, geistiger Dominanz anderer.

Die Aura als Schutzschild lässt sich durch regelmäßige Bewegung stärken. Ausreichende Bewegung verbessert die Energiezirkulation. Die Energie wird dadurch sauberer, heller und vor allem stärker. Auch durch stille Übungen und Meditation lässt sich die Aura als Schutzschild kräftigen.

## Übung I - Gold-Licht-Atmung

Das Ziel der 1. Übung bezieht sich auf die Reinigung und Stärkung der Organenergie. Das Atmen von goldenem Licht und das Ausstrahlen desselben vom Unteren Dantian, reinigt und schützt vor feinen eingedrungenen und negativen Frequenzen. Das goldene Licht wird mit der Grundschwingung des Universums gleichgesetzt und findet in dem heiligen Ton „OM" seinen schwingenden Ausdruck. Schädigende Einflüsse werden vom Grunde her aufgelöst und finden schwer Eingang in unseren Körper.

### Zusatzinformation:

Sie können zusätzlich beim Abschließen aller Schutzübungen positive Affirmationen, Mantren und Gebete ausführen. Seien Sie immer geistig auf Positives ausgerichtet. Regelmäßig ausgeführt, lassen sich auch feinste Beeinflussungen und Anhaftungen lösen.

Die Wirkungen aller Schutzübungen sind zunächst zeitlich begrenzt, daher sollten die Übungen mehrmals täglich oder zumindest vor Ihrem „Unter-die-Leute-Gehen" praktiziert werden.

### Methode:

<u>Atmung und Visualisierung</u>

- Sitzen Sie gerade, mit aufgestelltem Becken, am Scheitel wie aufgehängt, tief in die Erde verwurzelt, im Unterbauch gesammelt.
- Ruhen Sie gelöst im Qigong-Zustand.
- Beobachten Sie, wie Sie ruhig bis in den Unterbauch einatmen.
- <u>Einatmen</u><br>Stellen Sie sich vor, wie Sie über den Bauchnabel goldenes Licht bis in den Unterbauch einatmen.
- <u>Ausatmen</u><br>Beim gelösten Ausatmen sehen und fühlen Sie, wie eine Kugel aus goldenem Licht im Unterbauch ruht und wie eine Sonne den gesamten Rumpf und die Extremitäten bestrahlt und erhellt.

- Verfahren Sie so für ca. 15 Minuten.
- Dann lösen Sie Ihre Vorstellung auf und schließen die Übung im Unterbauch ab.

**Zusatzinformation:**

Führen Sie zur Vorbereitung die Organentspannung durch, verweilen Sie ca. 5 Minuten ruhig und beginnen Sie dann mit der Gold-Licht-Atmung. Während der Ausatemphase können Sie, zusätzlich zur Visualisierung des sich ausbreitenden goldenen Lichtes, den Ton „OM" innerlich zulassen. Können Sie „OM" im Körper schwingen hören und fühlen, verstärkt sich die Wirkung wesentlich.

### Übung II - Goldene Säule-Visualisierung

**Methode:**

- Sitzen Sie aufrecht, mit aufgestelltem Becken, am Scheitel wie aufgehängt, tief in die Erde verwurzelt, im Unterbauch gesammelt.
- Ruhen Sie gelöst im Qigong-Zustand.
- Visualisieren Sie eine goldene Lichtsäule um sich herum.
- Sie reicht tief in die Erde und weit in den Himmel.
- Oben ist sie offen.
- Halten Sie die Vorstellung in dieser Lichtsäule zu sitzen für ca. 15. Minuten.
- Schließen Sie dann die Übung ohne die Visualisierung aufzulösen, im Unterbauch ab.

**Zusatzinformation:**

Sie können auch eine oder mehrere Personen, die Sie schützen möchten, mit einer solchen goldenen Lichtsäule umgeben. Die Lichtsäule umfasst Sie in einem Abstand von ca. 30-50 cm.

## Übung III - Aura-Verdichtung; Visualisierung und Atmung

**Methode:**

- Sitzen Sie aufrecht, mit aufgestelltem Becken, am Scheitel wie aufgehängt, tief in die Erde verwurzelt, im Unterbauch gesammelt.
- Ruhen Sie gelöst im Qigong-Zustand.

1. Phase

- Stellen Sie sich beim Einatmen vor, wie Sie über die Haut Energie um sich herum ansaugen.
- Beim Ausatmen keine Vorstellung.
- Fühlen Sie, wie Sie nach und nach von Energie umhüllt werden.
- Üben Sie so ca. 5-10 Minuten.

2. Phase

- Stellen Sie sich beim Ausatmen vor, wie Sie über die Haut Energie abstrahlen und wie die zuvor angesaugte und angesammelte Energie sanft nach außen hin verdichtet wird.
- Sehen und fühlen Sie, wie sich eine Energieschutzaura in ca. 50-80 cm Abstand um Sie herum bildet.
- Üben Sie so ca. 5-10 Minuten.
- Dann lösen Sie alle Vorstellungen auf.
- Sind Sie sich der Schutzaura absolut sicher, schließen Sie die Übung im Unterbauch ab.

**Zusatzinformationen:**

Sie können eine 3. Phase anschließen, indem Sie beim Ausatmen blaues Licht vom Scheitel ausgehend um sich herum fließen lassen, bis der Raum zwischen Ihnen und der Schutzschale mit blauem Licht angefüllt ist. Blaues Licht steht für kosmischen Geist und schützt gut vor geistigen Angriffen.

## Übung IV - Aura-Wirbeltechnik

- Sind Sie sich der Schutzaura absolut sicher, stellen Sie sich vor, wie sie sich im Gegenuhrzeigersinn zu drehen beginnt. Die Drehgeschwindigkeit kann lichtschnell sein.
- Halten Sie die Vorstellung der sich schnell drehenden Schutzaura.
- Der Unterbauch ist physischer und energetischer Schwerpunkt.
- Üben Sie so für ca. 5 Minuten.
- Geben Sie alle Vorstellungen auf und sammeln Sie sich im Unterbauch.
- Schließen Sie die Übung ab.

## Übung V - Blau-violette Feuerübung; Visualisierung

**Methode:**

- Sitzen Sie gerade, mit aufgestelltem Becken, am Scheitel wie aufgehängt, tief in die Erde verwurzelt, im Unterbauch gesammelt.
- Ruhen Sie gelöst im Qigong-Zustand.
- Visualisieren Sie ein blau-violettes Feuer, in dem Sie sitzen.
- Sehen und fühlen Sie Flammen, die um Sie herum und durch Sie hindurch nach oben züngeln.
- Entspannen und lösen Sie sich dabei innerlich immer mehr.
- Lösen Sie nach und nach jede Wahrnehmung auf.
- Sehen Sie sich selbst als das blau-violette Feuer.
- Üben Sie so ca. 15 Minuten.
- Dann geben Sie die Vorstellung der Flammen auf.
- Seien Sie sich der Reinigung und des Schutzes vor eigenen und fremden mentalen negativen Einflüssen gewiss.
- Schließen Sie die Übung im Unterbauch ab.

**Zusatzinformation:**

Die blau-violette Farbe steht für den kosmischen Geist. Bestehende Gedankenformen und mentale Beeinflussungen lassen sich durch diese Übung auflösen und abwehren.

**Übung VI - Drachen- und Tiger-Übung; Visualisierung**

**Methode:**

- Sitzen Sie gerade, mit aufgestelltem Becken, am Scheitel wie aufgehängt, tief in die Erde verwurzelt, im Unterbauch gesammelt.
- Ruhen Sie gelöst im Qigong-Zustand.
- Visualisieren Sie einen grünen Drachen, der links an Ihrer Seite sitzt.
- Haben Sie den Drachen „installiert", visualisieren Sie einen weißen Tiger an Ihrer rechten Seite.
- Haben Sie den Tiger „installiert", visualisieren Sie vor sich Laozi.
- Haben Sie Laozi „installiert", visualisieren Sie hinter sich eine große blaue Mauer, die den Schutz Gottes symbolisiert.
- Haben Sie die blaue Mauer „installiert", visualisieren Sie über sich die Göttin des Mitgefühls Guanyin.
- Haben Sie Guanyin „installiert", visualisieren Sie alle 5 „Installationen".
- Seien Sie sich der Wirkungen gewiss, sitzen Sie für ca. 15 Minuten und schließen Sie die Übung dann im Unterbauch ab.

**Zusatzinformation:**

Der grüne Drache schützt vor negativen Einflüssen aus der Natur. Der weiße Tiger schützt vor bewussten, mentalen Angriffen. Laozi, der voranschreitet, steht für Weisheit, die Grundlage Ihres Denkens, Sprechens und Handelns sein sollte. Gott als blaue, energetische Mauer schützt vor allen negativen spirituellen Einflüssen. Guanyin ist ein Bodhisattva (Ein Bodhisattva ist jemand, der aus Mitgefühl für alle lebenden Wesen auf das Eintreten ins Nirwana verzichtet, um den Menschen auf dem Weg zur Erleuchtung zu helfen).

**Übung VII - Verschließen der Energiepunkte; Visualisierung**

**Methode:**

- Schließen Sie beide Hände zu Fäusten und drücken Sie mit dem Mittelfinger in die Handflächen.
- Dabei atmen Sie einmal über die gesamte Hautfläche ein, und stellen sich dabei vor, wie sich alle Energiepunkte (Akupunkturpunkte, Wirbelsäulen-Zentren und Dantian-Punkte) zusammenziehen und verschließen.
- Halten Sie die Wahrnehmung des Geschlossen-Seins während Sie in „unreiner Gegend“ sind.

**Zusatzinformation:**

Diese Übung können Sie in allen Alltagssituationen anwenden, vor allem, wenn Sie z.B. durch einen Bahnhof gehen, sich in einer Disco, Bar oder an ähnlichen Plätzen mit vielen Menschen mit unbekannter „Abstrahlung“ befinden.

## Alles schwingt

Die modernen Wissenschaftler kommen u.a. mit der String-Theorie zu dem Schluss, dass letztlich alles Energie ist und sich in Schwingung befindet. Die Symphonie dieser Schwingungen durchzieht den gesamten Kosmos und letztlich auch den Menschen in unterschiedlichen Frequenzen. Schwingung ist Bewegung. Vom Elektron bis zum Universum ist ständig alles in ewiger Bewegung. Jeder Stern, jeder Planet und jedes Lebewesen besitzt auch eine Eigenschwingung, die auf dem Hintergrund der feinsten kosmischen Schwingung in das Orchester der Frequenzen mit einstimmt. Auch die einzelnen Organe, ja sogar die Zellen des menschlichen Körpers, haben eine Eigenschwingung. Die Membranen unserer Zellen, sowie die DNS-Doppelspiralen, fungieren als Antennen, die uns mit allem was existiert in Verbindung bringen. Unser Denken und Fühlen wirkt auf die Eigenschwingung der Zellen entweder förderlich oder hinderlich ein. Negative Gefühle wie z.B. Furcht und Angst schaffen eine lange, langsame Schwingungswelle, die nur wenige der potenziellen „Antennen" aktivieren kann (siehe Abb. Schwingung A).

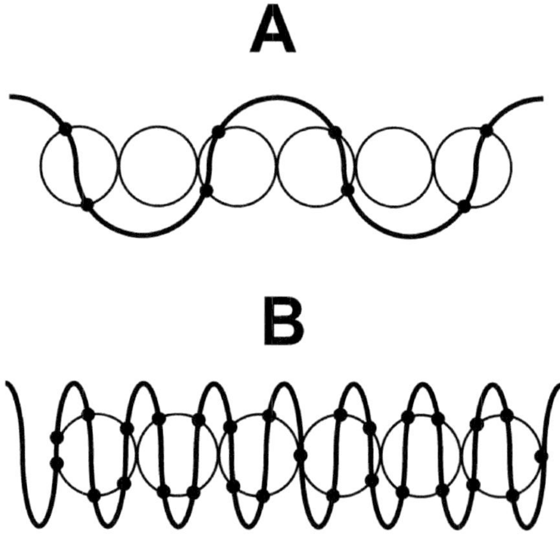


*Abb.: Schwingung*

Positive Gefühle wie z.B. Liebe erzeugen jedoch kurze Wellenlängen, die erheblich mehr „Antennen" aktivieren können (siehe Abb. Schwingung B). Leben wir also unter dem Einfluss negativer Gedanken und Emotionen, wird unsere Verbindung zur Unendlichkeit unterbrochen und wir leben in einer beschränkten Welt. Man gibt sich mit einem geringen Teil seines Bewusstseins zufrieden. Drücken wir aber positive Gedanken und Gefühle aus, sind wir wieder mit unserem multidimensionalen Selbst verbunden. Das Potential des Menschen wird dann unbegrenzt und eine Verbindung mit dem kosmischen Ozean, dem All-Einen, wird wieder möglich. Auf der Ebene des Feinsten ist alles mit Allem verbunden und alles kommuniziert mit Allem, jedoch nur, wenn die gleiche Wellenlänge besteht. Man könnte z.B., wie bereits beschrieben, alle Radioprogramme hören, da alle Radiowellen im Raum vorhanden sind. Tatsächlich hören kann man aber nur die Programme mit den Frequenzen, für die eine Empfangsmöglichkeit besteht. Ein Programm, eine Information, die auf der Frequenz UKW 99,5 gesendet wird, kann nur auf dieser Wellenlänge gehört werden. Im Universum der schwingenden Energien gibt es ein Grundgesetz: Das Gesetz der Resonanz. Von der niedrigsten bis zur höchsten Stufe der Schwingungen finden sich unendlich viele in sich verwobene Schattierungen und Ebenen. Der größte Schwingungs-Modulator des Menschen ist sein Gehirn. Die Gehirnzellen werden durch Gedanken aktiviert bzw. in Schwingung gebracht, was zu einem Aussenden von elektromagnetischen Wellen führt. Mit der Praxis des Qigong nimmt man Einfluss auf die Eigenschwingung und nach und nach erhöht sich die Schwingungsfrequenz der unzähligen Zellen des menschlichen Körpers. Das menschliche Gehirn ist das Instrument, um alle möglichen Frequenzen von einer Frequenzebene in eine andere umzuwandeln. Lächeln Sie einmal bewusst in Ihren Brustkorb hinein und lassen Sie es zu, dass sich dort ein Lächeln ausbreiten kann. Fühlen Sie, wie sich Ihre Schwingungen bzw. Frequenzen verändern?

Befindet man sich in Disharmonie, Stress oder Ärger, so wird man wie ein Radiosender eben diese Frequenz der Missstimmung aussenden. Man wird dann mit eben dieser Frequenz in Resonanz treten und entsprechendes in sein Leben ziehen. Unser Befinden, unsere Lebenssituation ist letztendlich das Ergebnis bzw. die Frucht, welche wir durch unser Denken gesät haben. Wer Qigong praktiziert wird neben der Schwingungsoptimierung auch seine Sende- und Empfangsleistung verstärken. Somit wächst die Verantwortung sein Denken, Fühlen, Handeln und Wünschen bewusst durchzuführen und so auszurichten, dass man mit dem in Resonanz tritt, was man für sich in sein Leben ziehen will.

Lässt sich das Geschwätz des „erworbenen Geistes“ mit seinen Bewertungen und Interpretationen beruhigen und auflösen, geht das mit einer Frequenzverfeinerungen einher und man kommt in Resonanz mit seinem „ursprünglichen Geist“, der in das „Ganze“ eingebettet ist. Kann man im bewussten Zustand des ursprünglichen Geistes ruhen, hat man die stärkste Sende- und Empfangsleistung. In diesem Zustand werden Affirmationen zum Zündfunken wahrer schöpferischer Kraft, mit der man seine Träume verwirklichen kann.

## Und noch etwas zum Schluss

Sind Sie mir bis hierher gefolgt, freue ich mich. Und vielleicht hat sich auch schon die eine oder andere Frage geklärt. Sicher sind aber noch mehr Fragen aufgetaucht. Das ist so, wenn man versucht etwas zu verstehen, zu lernen, Gelerntes umzusetzen und schließlich im Alltag anzuwenden. Kein Buch und keine DVD können einen Lehrer ersetzen und so wird auch jede Schrift und jedes Bild Fragen offenlassen und aufwerfen. Auch Lernen ist dem Wandel unterworfen, und somit werden sich auch der Umgang mit und das Verständnis von Qigong wandeln. Wir leben im Wandel und unser Leben unterliegt ihm in allen Bereichen. Leben ist Veränderung. Hat man ein seetüchtiges Boot und ist ein Steuermann, der sein Boot kennt, beherrscht und zusätzlich etwas von Seefahrt versteht, kann man sich von den Elementen des Wandels tragen lassen. Versteht man es, im rechten Maß ins Ruder zu greifen und sich der Veränderung anzupassen, wird man seine Reise sicher geschehen lassen können und die Ziele erreichen, die man sich gesteckt hat. Je klarer man weiß, was man will und dabei nicht mit Gewalt in den Lauf des Wandels eingreift, desto eher werden sich Wege und Möglichkeiten eröffnen, die man vorher vielleicht nicht gesehen hat. Schafft man es, An- und Abspannung seines Körpers und Geistes im Gleichgewicht zu halten, kann die interne Kommunikation, das Zellgeflüster sowie das Senden und Empfangen, mit Himmel und Erde harmonisiert werden. Auf dem Weg dorthin müssen Hindernisse, die sich gerade aus dem eigenen Denken und Fühlen ergeben, ausgeräumt werden. Alchemie ist Arbeit, ist praktisches Tun. Nur durch praktisches Tun gelingt es, einen Schritt vor den nächsten zu tun. Tut man es, wird man zwangsläufig Stück für Stück weiterkommen. Offene Fragen sollten nicht davon abhalten, seine Übungen durchzuführen. Freuen Sie sich über den Schatz, den Qigong darstellt. Immer und überall kann Sie Qigong begleiten. Es wiegt nichts, nimmt keinen Platz weg und ist ein wahrer Schatz. Genießen Sie ihr Leben und gestalten Sie mit Freude die Wege, die Sie einschlagen. Pflegen Sie die Schätze des Lebens und trauen Sie sich, Ihre Träume zu leben. Mit den Prinzipien und Methoden des Qigong haben Sie ein Handbuch mit Werkzeugkiste, das, wenn Sie nur ein wenig damit umgehen, schnell zu einer Schatzkiste werden kann. Erinnern Sie sich im Alltag daran, dass Sie ihren Bauch loslassen und in Ihrer Haltung nicht zusammensinken. Dann lassen sich die Anforderungen des Alltags besser bewältigen. Lächeln Sie immer wieder in Ihren gelösten Brustkasten zum Herzen, wird sich Ihre Schwingungsfrequenz bis in jede Zelle hinein verbessern können. Positive Affirmationen, Vorstellungen und Gedanken werden Positives in Ihr Leben ziehen. Treten Sie in Resonanz mit dem, was Sie wollen. Seien Sie der Steuermann auf Ihrer Reise. Lassen Sie es zu, dass Sie erwachen und aus Ihrem vollen Potential schöpfen können. Ob Sie bewusst zur Ruhe und Entspannung kommen oder Ihren Körper und Geist harmonisieren wollen, Fähigkeiten zu entwickeln suchen oder in die höchste spirituelle Wahrheit eintauchen wollen, mit den Wegen und Methoden, die unter dem Begriff Qigong zusammengefasst sind, kann ein Jeder Gleichgewicht und Harmonie von Himmel und Erde in sich finden. Für Ihr Üben und Ihre Reise wünsche ich Ihnen viel Freude, Zuversicht und Abenteuerlust.

## Häufig gestellte Fragen

**Frage:** Ist es sinnvoll, Qigong von DVDs oder aus Büchern zu lernen?
**Antwort:** Ob das sinnvoll ist, kommt auf den Einzelfall mit seinen individuellen Rahmenbedingungen an. Ob man es kann, ist eine andere Frage. Für den ersten Kontakt, das erste Probieren, kann man aus Büchern und Videos wertvolle Anstöße bekommen und kann bisher Erlerntes ergänzen oder vertiefen. Auf dem Weg des Qigong werden Bücher und DVDs sicher immer wieder helfen, mehr Verständnis für die Materie zu bekommen. Die Ausbildung durch einen Lehrer können und wollen Schriften und Bilder nicht ersetzen. Wirkliche

Reifung in der Übungspraxis muss von einem Lehrer begleitet und geführt werden.

**Frage:** Ich bekomme bei sitzenden Übungen immer Rückenschmerzen, was kann ich tun?
**Antwort:** Wer längeres Sitzen (hier 15-30 Minuten) nicht gewohnt ist, wird in einer Übergangsphase zwangsläufig Veränderungen in der Muskulatur schmerzhaft spüren. Lösen sich Muskeln von zu starker Anspannung, wird es oft zu einem „Abspannungsschmerz" kommen. Das legt sich aber innerhalb der 1. bis 3. Woche des täglichen Übens. Weitere Ursache kann eine in sich zusammengesackte oder überspannte mentale und körperliche Haltung sein. Auch Wirbel- und Rippenfehlstellungen führen zu Schmerzen im Rücken beim längeren Sitzen. Eine Beckenfehlstellung bringt die beiden Sitzhöcker in unterschiedliche Höhen und die gesamte Wirbelsäule aus dem Lot, was die Muskulatur zu halten versucht, wodurch sie einseitig verspannen kann. Korrigieren Sie Ihre Haltung und sacken Sie im Rücken nicht zusammen. Die Wirbelsäule sollte hängen. Stellt sich keine Besserung ein, lassen Sie Ihre Knochenstatik von einem Osteopathen oder Chiropraktiker überprüfen.

**Frage:** Ist es besser allein oder in einer Gruppe zu üben?
**Antwort:** Sowohl als auch. Um die Tiefe der Übung auszuloten und Entwicklungen anzuschieben und richtig mit der Methode zu arbeiten, ist es unabdingbar, ungestört und ohne Ablenkung zu praktizieren. Beim gemeinsamen Üben hat man den Vorteil, von den anderen motiviert und getragen zu werden. Von beidem etwas wird für die meisten Übenden wohl das Beste sein. Gemeinsames Üben sowie Üben allein wird zu Ergebnissen führen. Vielleicht wandeln sich die Bedürfnisse - manchmal ist man gerne in der Gruppe, ein anderes Mal übt man lieber allein. Folgen Sie dabei Ihrem Herzen.

**Frage:** Mir gelingt es nicht, ruhig zu werden, ich sträube mich irgendwie davor. Woran liegt das?
**Antwort:** Vielleicht gehen Sie mit zu großen Ansprüchen an Ihr Üben heran, wollen Leistungen erzwingen und lassen sich nicht auf

das Loslassen ein. Wenn man ruhig wird und Ablenkungen nicht mehr nachgeht, werden der Blick und die Wahrnehmung auf das Selbst möglich. Hat man nicht viel Erfahrung mit dem „Sich-selbst-Wahrnehmen", kann es zu Ängsten kommen, die aus einem vermeintlichen Kontrollverlust resultieren. Kopfmenschen legen sich ihr Weltbild intellektuell zurecht und das Innere ist oft „unentdecktes Land!". Vielleicht kommen Aspekte des Selbst an die Oberfläche des Bewusstseins, denen man sich nicht stellen möchte und die man deshalb lieber verdrängt. Vielleicht kommen vor langer Zeit Verdrängtes oder alte seelische Verletzungen wieder hoch. Manchmal ist eine Energiewahrnehmung so groß, dass man unsicher oder nervös wird. Sexuelle Energie kann in Ruhe bei gelöstem Unterbauch und Becken wach werden. Ist man im Umgang mit dieser Energie nicht erfahren oder gar verklemmt, können konfessionelle oder moralische Ansichten zu einem Abblocken des Lösens führen. Bewegte Übungen können helfen, Sie langsam an die stillen Aspekte des Übens heranzuführen.

**Frage:** Muss man Vegetarier sein, um Qigong zu praktizieren?
**Antwort:** Tierische Fette und Eiweiße und deren Stoffwechselprodukte lagern sich im Körper ein und können ihn belasten. Das führt zu unterschiedlichen Konsequenzen: Verklebungen, Stagnation der Säfte und Energie, Übersäuerung des Gewebes. Fleischlose Kost hilft, seinen Körper, seinen Geist und seine Energien zu reinigen. Zudem ist sie einer klareren Energiewahrnehmung förderlich. Außerdem sehe ich einen ethisch-spirituellen Grund, Fleisch zu meiden. Aber pauschal kann ich das Fleisch-Essen nicht verneinen. Jeder Mensch hat seine eigene Konstitution und Kondition, wodurch es zeitweise nötig wird, Fleisch zu essen. Für die höchsten Stufen der Inneren Alchemie gilt es, Fleisch, aber auch einiges an Pflanzenkost, wie z.B. Vollkorn, zu meiden.

**Frage:** Seit ich Qigong mache, habe ich oft keine Lust unter Leute zu gehen. Ist das normal?
**Antwort:** Was ist normal? Leben wir das Leben nach den Spielregeln der Gesellschaft, wird man viel unter Menschen sein wollen

oder glauben es zu müssen. Es geht dabei um Anerkennung, Ansehen, Vorteil, Macht und Eitelkeit. Oft verliert man sich und findet sich in einem Bühnenstück wieder, in das man nicht zu passen scheint. Durch das Üben von Qigong wird man zur Ruhe kommen und sich auch seinen Bedürfnissen bewusster. Vielleicht erkennt man in der Ruhe, dass man im „falschen Stück" spielt und Werten oder Dingen hinterherläuft, die sich für einen selbst längst verändert haben oder die man gar nicht mehr braucht. Es ist natürlich, dass sich durch regelmäßige Praxis einiges verändert. Es kann auch dazu kommen, dass man Bekanntschaften, Verbindungen, Werte und Ziele hinterfragt und feststellt, dass sich einiges gewandelt hat. Alles wandelt sich ständig. Aus Gewohnheit heraus an Beziehungen oder seinem „Trott" zu hängen, wird irgendwann dazu führen, dass man unterscheiden und schließlich entscheiden muss, was, wie oder wohin man will, ob man so weitermacht oder ob eine Korrektur notwendig ist. Wirkliche Freunde werden zu Ihnen stehen. Es kommt oft vor, dass man durch sein Üben Dinge erkennt, die Spreu vom Weizen trennt und nicht überall dabei sein will. Die Gesellschaft, wirkliche Freunde, die Pflege des Bekanntenkreises, sind in der Regel wichtige Aspekte eines balancierten Lebens. Achten Sie also auch auf das andere Extrem und vereinsamen Sie nicht. In periodischer, rhythmischer Wiederkehr wird es Zeiten geben, wo man sich eher zurückzieht oder wieder extrovertierter wird.

**Frage:** Kann man als Nichtasiat Qigong wirklich verstehen und praktisch können?
**Antwort:** Ja! Die Prinzipien, Theorien und Wirkmechanismen des Qigong sind überkulturell und von jedem zu lernen, zu verstehen, anzuwenden und zu beherrschen. Die Allegorien, Bilder und Begriffe des Qigong entspringen der asiatischen bzw. chinesischen Sichtweise. Um sie sich zu erarbeiten, muss man sich auf die chinesische Sicht- und Denkweise einlassen. Das haben schon sehr viele „Westler" mit Erfolg getan und so bewiesen, dass es geht. Heute, im Jahr 2010, gibt es einige Qigong-Pioniere, die die Kunst des Qigong gemeistert haben und Brücken zur chinesischen Kultur, Sicht- und Denkweise schlagen. Längst sind die Allegorien, Bilder und Begriffe

in eine dem „Westler“ verständliche Sprache übersetzt. Ohne eine ehrliche, dauerhafte Beziehung zwischen Lehrer und Schüler, im Osten wie im Westen, kann ein Unterweisen, Begleiten und Führen zum höchsten Ziel der alchemistischen Arbeit nur schlecht gelingen.

**Frage:** Ich trinke gerne mal ein Glas Wein, kann ich trotzdem Qigong üben?
**Antwort:** Solange Sie nicht im Rausch üben, werden Sie Ihre Übungen machen können. Üben Sie mit Natürlichkeit und Freude regelmäßig, wird sich sicher auch Ihr Alkoholkonsum verringern. Sie müssen sich nicht asketisch zwingen, ohne Alkohol zu leben. Das Gift liegt in der Dosis. Das Leben darf ruhig auch mit Wein genossen werden. Je weiter Sie fortschreiten, werden Sie vielleicht feststellen, dass ein Rausch nicht an die Wonnen des Qigong-Zustandes heranreicht und Sie lassen von allein die Finger vom Alkohol. Oft sind es angewöhnte Handlungsmuster und konditionierte Erwartungen, die dazu führen, den Alkoholgenuss beizubehalten, obwohl man sich innerlich längst davon gelöst hat. Höchstes Niveau im Qigong ist mit Alkoholgenuss nur selten möglich.

**Frage:** Ich versuche meine Qigong-Praxis zu nutzen, um diese auch in meinem Alltag anzuwenden und zu leben. Jedoch stoße ich immer wieder auf Kritik, Unverständnis, Hohn und Spott. Was kann ich dagegen tun?
**Antwort:** Qigong ist eine Energiehygiene. Eigenes Üben, dessen Auswirkungen und Zielsetzungen sind in der Regel sehr persönlich, wenn nicht gar intim. Seine Intimpflege diskutiert man ja auch nicht mit seiner Familie, Freunden und Bekannten. Die Welt, die Menschen und deren Verhalten können wir nicht ändern, uns selbst sehr wohl. Verändern wir uns, wird das von unserem Umfeld wahrgenommen. Vielleicht wird man gefragt, was man denn macht, dass diese Veränderung stattfindet. In einem persönlichen Gespräch kann man seinen enger verbundenen Mitmenschen kurz schildern, was man warum und wofür macht, hier z.B. Qigong. In der Regel wird dies verstanden und akzeptiert. Posaunt man jedoch seine neuen Erkenntnisse, Einsichten, Vorhaben und Ziele zu laut heraus, bietet man sei-

nem Gegenüber Projektionsflächen z.B. für Spott. Kritik sollte man sich ruhig anhören und hinterfragen, vielleicht nervt es die anderen auch bei jedem Zusammensein, „missioniert" zu werden. Sehen Sie die Anwendung von Qigong im Alltag als eine ganz persönliche Angelegenheit, gehen Sie den Weg des Qigong für sich eher inkognito.

**Frage:** Ist Qigong-Training gefährlich?
**Antwort:** In der Tat birgt falsch bzw. stark angewandtes Qigong Gefahren. Halten Sie sich an die Vorgaben und erzwingen Sie nichts, werden auftretende Krisen nicht gefährlich sein. Am besten lernen Sie bei einem kompetenten Lehrer, der Sie so anleitet, dass keine Gefahren auftreten. Die Methoden für Innere Alchemie können, falsch oder erzwungen angewandt, z.B. Organschäden verursachen. Innere Alchemie auf mittlerem und fortgeschrittenem Niveau kann und sollte nur vom Lehrer vermittelt und begleitet werden. Gefahrenaspekte finden sich auch bei den Atemmethoden, vor allem, wenn man zu stark und kraftvoll Ergebnisse erzwingen will (Lesen Sie dazu auch den Abschnitt „Warnungen", in dem Kontraindikationen aufgezeigt werden.).

**Frage:** Wie viel Zeit wird vergehen, bis ich Qigong erlernt habe?
**Antwort:** Im Qigong gibt es Ergebnisse, die sich schnell einstellen und andere, die mehr Zeit brauchen. Wie schnell man „sein Qigong" erlernt, liegt zum einen an dem eigenen Verständnisvermögen, an der Methode, an der Art es zu erlernen (Bin ich Autodidakt, im Wochenkurs, Wochenend-Seminar, lerne ich vieles gleichzeitig usw.), an der Regelmäßigkeit des Übens und dem Übungsfleiß. Wie schnell oder langsam Sie lernen und zum Können reifen, liegt an Ihnen und Ihrer individuellen Lebenssituation mit den verschiedenen Rahmenbedingungen. Aber auch daran, wie hoch Sie Ihr Ziel gesteckt haben und ob Sie einen guten Lehrer haben, diesen richtig verstehen und seinen Anweisungen auch wirklich folgen. Produzieren Sie keinen Leistungsdruck, indem Sie sich Fristen setzen. Im Idealfall wird Ihre Qigong-Praxis Sie Ihr Leben lang begleiten. Sie haben alle Zeit der Welt im Qigong zu reifen. Es gibt keine Abkürzung, nur Fleiß, Ein-

sicht und Verständnis führen zum Ziel. Gehen Sie mit Freude und Zuversicht an Ihr Qigong heran.

**Frage:** Ich würde gerne regelmäßig üben, aber oft kommt etwas dazwischen. Wie schaffe ich es, regelmäßig zu üben?
**Antwort:** Das höre ich sehr oft. Immer gibt es etwas, das ein Üben nicht zulässt. Passen Sie die Übungsdauer Ihren Möglichkeiten an. Trotzdem wird es immer etwas geben, was Sie vom Üben abhält. Das ist so. Trennen Sie in Ihren Vorhaben und Unternehmungen die Spreu vom Weizen, nehmen Sie sich die Zeit und üben Sie regelmäßig. Sicher mal mehr und mal weniger, aber mit der Regelmäßigkeit wird es Ihnen leichter fallen, die Prioritäten so zu setzen, dass Sie Zeit zum Üben in Ihren Tag einbauen können. Lassen Sie sich dann aber auch wirklich auf das Üben ein. Verfahren Sie so, verliert das „Wollen" anderes zu tun, im Herzen seine Kraft und die Weisheit des Herzens bekommt mehr und mehr Raum. So erkennen Sie leichter, ob Sie sich zu viel aufbürden oder Unnützes unternehmen und stecken dann Ihre Energie und Zeit in Dinge, die für Sie konstruktiv sind und dem entsprechen, was Sie wirklich wollen.

**Frage:** Woran erkenne ich einen guten Qigong-Lehrer?
**Antwort:** Da sollte man zunächst klären, was Sie unter „gut" verstehen. Ein guter Qigong-Lehrer wird selbst regelmäßig praktizieren und weiter lernen. Darüber hinaus sollte es ihm gelingen Brücken zu schlagen, damit die Schüler auch kulturfremde, komplexe Zusammenhänge verstehen und umsetzen können. Der Lehrer sollte Ihnen die Übungsmethode oder das Übungssystem klar darstellen können. Darüber hinaus sollte er eine mehrjährige Ausbildung und Praxis aufzeigen können. Vielleicht ist er in einer Traditionslinie ausgebildet, dann sollte er seinen Lehrer, Großlehrer usw. nennen können. Der Dachverband für Taijiquan und Qigong hat Qualitätsstandards für Ausbildungen ausgearbeitet, an denen Sie sich orientieren können. Es unterscheiden sich Entwicklungsstufen der Unterrichtenden: Übungsleiter, Kursleiter, Lehrer und Ausbilder. Ein Lehrer sollte seine Energie kontrolliert fließen lassen können und sein Unteres Dantian bewegen können. Beide Aspekte sollten durch berühren wahrnehmbar

sein. Ein guter Lehrer wird nicht mehr unterrichten als das, was er selbst kann und sollte in der Lage sein, Sie individuell zu betreuen und Ihnen Übungen zu empfehlen, die Ihrem Entwicklungsstandard, Ihrer Konstitution und Kondition sowie Ihren Zielsetzungen entsprechen. Oft hat man falsche Vorstellungen von einem Qigong-Lehrer. Man glaubt, wenn der Lehrer nur ruhig, gelassen und liebevoll ist, dann ist er auch gut. Ein guter Lehrer kann auch streng, strikt, gar unangenehm sein, wenn er auf Disbalancen auf den verschiedenen Ebenen verweist. In China nennt man den Lehrer, für den man sich entschieden hat und der einen auch als Schüler annimmt, „Shifu", was „väterlicher Lehrer" heißt. Das verweist auf eine Schüler-Lehrer-Beziehung, die von Vertrauen, Hingabe und Offenheit bei beiden getragen ist. Auf dem Weg der Reifung wird der Schüler auch Unangenehmes von seinem Lehrer erfahren, was aber ausschließlich auf seine persönliche Entwicklung abzielt. Ein guter Lehrer ist der, der alles unternimmt, damit Sie weiterkommen, auch wenn es für Sie zunächst unangenehm erscheint. Fragen Sie sich aber auch, woran man einen guten Schüler erkennt.

**Frage:** Ich habe körperliche Behinderungen, kann ich trotzdem Qigong bzw. angewandte Alchemie lernen?
**Antwort:** Ja! Mit einem Lehrer schaffen Sie es, die für Sie passende Methode, Intensität und Zielsetzung zu erlernen. Je nach Art der Behinderung und Zielsetzung lässt sich die passende Methode finden.

**Frage:** Am Anfang meiner Übungspraxis hatte ich deutliche Energiewahrnehmungen, jetzt habe ich nur noch selten ein Qi-Gefühl. Mache ich etwas falsch?
**Antwort:** Kommt man vom Kalten ins Warme, wird man deutlich den Temperaturunterschied wahrnehmen. Nach einiger Zeit im Warmen wird man sich daran gewöhnt haben und vielleicht wieder etwas frösteln. So ein Gewöhnungseffekt kann auch bei den Energiewahrnehmungen vorkommen. Ihre Energiesituation hat sich verbessert und sie haben sich daran gewöhnt. Üben Sie weiter und machen Sie Ihr „Weiterkommen" nicht von der Energiewahrnehmung abhängig.

**Frage:** Ich muss beim Üben immer so viel gähnen und werde richtig müde. Woran liegt das?
**Antwort:** Vielleicht wird Ihre Atmung durch das Entspannen und Lösen flacher und Sie bekommen nicht mehr genug Sauerstoff. Wahrscheinlicher ist es wohl, dass Sie vegetativ überlastet sind und dies im Qigong-Zustand durch „Müde-Werden" und Gähnen zeigen. Werden Sie beim Üben müde, dann schlafen Sie erst einmal. Oft ist man nach einem 20-minütigen Nickerchen wieder voll da. Dann können Sie wacher üben. Nehmen Sie sich die Zeit, nach der Arbeit erst einmal zu ruhen und danach zu üben.

**Frage:** Nach dem Üben stiller Methoden friere ich immer. Ist das normal?
**Antwort:** Ein Überwiegen von Yin sowie ein Mangel an Yang kann zu Kühle oder gar Kälte führen. Bei vielen stillen Übungen wird die Yin-Energie mehr gepflegt, was zum Frösteln führen kann. Wählen Sie Ihre Übungen entsprechend Ihrer Konstitution und Tageskondition aus. Vielleicht haben Sie schon viel Yin-Energie, dann sollten Sie Ihr „Feuer" mit Yang-Energie schüren. Normal ist es, dass sich die Poren der Haut durch Entspannung und Lösen weiter öffnen und die besser durchbluteten Kapillargefäße so mehr Wärme abgeben. Da man sich äußerlich nicht bewegt, was den Kreislauf anregen würde, kühlt man aus. Das können Sie durch Kleidung, Decken sowie einen wohltemperierten Raum ausgleichen. Sprechen Sie Ihren Lehrer an, er wird Ihnen helfen und bei Bedarf eine ausgleichende Übung vermitteln (Die bewegten Übungen des Luohangong, die in diesem Buch vorgestellt sind, eignen sich, um warm und wach zu werden. Das liegt u.a. an dem Zusammenspiel von Atmung, konstanter Anspannung der Hände bzw. Fäuste und dem Abspannen des restlichen Körpers mit dem Einsammeln der Energie im Unterbauch.).

**Frage:** Schon in der Vorbereitungsphase meiner Übungspraxis bekomme ich Zuckungen, mal in den Extremitäten, mal woanders. Was mache ich falsch?
**Antwort:** Im entspannten und gelösten Körper fließt die Lebensenergie freier. Stößt die fließende Energie auf kleinere Blockaden, kön-

nen Zuckungen auftreten, die darauf hinweisen, dass die Wege der Energie nicht ganz offen und frei sind. Vielleicht schweift auch der Geist im Üben ab. Wird man sich dessen bewusst und wird mit dem Körper wieder eins, kann das zu ruckartigen Bewegungen führen. Selten stehen hinter diesen Zuckungen krankhafte, neurologische Ursachen.

**Frage:** Schon bei der vorbereitenden Entspannung wird mir oft flau und schwindelig, so dass ich mich nicht mehr auf das Üben einlassen kann, weil ich fürchte, ohnmächtig zu werden. Was kann ich machen?
**Antwort:** Menschen mit niedrigem Blutdruck und der Neigung zur Ohnmacht können beim Entspannen, Loslassen und dem Absenken des Schweren einen orthostatischen Kollaps (Ohnmacht) auslösen. Oft sind die Yang-Aspekte, wie „am Scheitel wie aufgehängt“ und „Zunge am Gaumen“, vergessen worden, so dass dem „Nach-Unten“ nicht das „Nach-Oben“ gegenüber gestellt wird. Achten Sie mehr auf die Wahrnehmung des Scheitelpunktes. Belassen Sie die Zunge am Gaumen und üben Sie mit geöffneten Augen. Sollte sich das Problem so nicht lösen, besprechen Sie sich mit Ihrem Lehrer.

**Frage:** Immer wieder kommt es mal vor, dass es mir unangenehm ist, in der Gruppe zu üben und dass ich sogar Antipathie gegen einzelne Personen aus der Gruppe entwickele. Was kann ich da tun?
**Antwort:** Da wo Menschen zusammen kommen, sich gar mit Ähnlichem befassen, kommt es zu Vergleichen, die man auch unbewusst anstellt. Hinterfragen Sie diesen Aspekt und widmen Sie sich ausschließlich Ihrem Üben, können Sie viel über sich selbst lernen. Da man sich beim Üben auch energetisch öffnet, kann es zu einer energetischen Verbindung mit anderen kommen. Halten Sie genügend räumlichen, mentalen und emotionalen Abstand zu den anderen Teilnehmern und installieren Sie einen Selbstschutz (siehe energetische Selbstschutz-Übungen), kann sich die gegenseitige Beeinflussung verbessern. Wirkt das nicht, üben Sie zunächst allein, bis Ihre Energien stark genug sind und negative Beeinflussungen neutralisieren kön-

nen. Bedenken Sie zusätzlich, dass Beachtung Verstärkung bringt, Nichtbeachtung befreit (Nicht vom Finanzamt).

**Frage:** Soll man beim Üben und im Alltag den Beckenboden anspannen?
**Antwort:** Es gibt Übungen, bei denen der Dammbereich gelöst bleibt, z.B. Zhan Zhuang Gong, Taijiquan, Chanmigong. Bei anderen Übungen werden der Anus und der PC-Muskel leicht angezogen. Dieses „Anziehen" soll verhindern, dass es z.B. zu Jing-Verlusten kommt. Mit gelöstem Beckenboden schafft man einen besseren Austausch mit der „Erd-Energie". Anus und Beckenboden sollten aber nicht immer schlaff gehalten werden. Um den Energieverlust durch Anus und Dammbereich zu verhindern, sitzt man in bestimmten Übungstraditionen im Lotossitz, wobei man mit dem Damm auf den Fersen sitzt. Dadurch wird der Dammbereich verschlossen. Auf keinen Fall sollten Sie mit großer Kraft Ihren PC-Muskel verspannen. Pauschal kann ich diese Frage weder mit „ja" noch mit „nein" beantworten. Auch hier kommt es auf Ihre individuelle Konstitution und Kondition an. Frauen mit starker Menstruation, Gewebsschwäche und Neigung zu Uterus-Senkung sollten den Beckenboden gut trainiert haben und bei Qigong-Übungen diesen Bereich sanft angezogen halten.

# Quellen und Empfehlungen

**Einführung Das organische Universum**, Giuliana Conforto, Mosquito-Verlag
**Das schöpferische Universum**, Rupert Sheldrake, Kopp-Verlag
**Matrix energetics**, Dr. Richard Bartlet, VAK-Verlags GmbH
**Biophotonen - Das Licht in unseren Zellen**, Marco Bischof, Zweitausendeins
**Intelligente Zellen**, Bruce Lipton, Koha
**Energiemedizin**, James L. Oschman, Urban und Fischer
**Naturenergien**, Callum Coats, Omega
**Der multidimensionale Kosmos Band I-III**, Armin Risi, Govinda
**Erd-Energien**, Serge Kahili King, Alf Lüchow-Verlag
**Quantenbewusstsein**, Stephen Wolinsky, Alf Lüchow-Verlag
**Transformation der Erde - Interkosmische Einflüsse auf das Bewusstsein**, Morpheus, Argo-Verlag
**Body Power - Das Geheimnis der Selbstheilungskräfte**, Vernon Coleman, Kopp-Verlag
**Vernetzte Intelligenz**, Grazyna Fosar, Omega-Verlag Franz Bludorf
**Der kosmischen Wissensspeicher**, Marlies + Klaus Holitzka, Schirner-Verlag
**Wie wir Leben**, Sherwin B. Nuland, Kindler-Verlag
**Die Wiederentdeckung des Lebendigen**, Bernd Senf, Zweitausendeins
**Wendezeit**, Fritjof Capra, dtv-Sachbuch
**Der kluge Bauch**, Nichael Gershon, Goldmann-Verlag
**Physik und Traumzeit**, Peter von Buengner, Eigenverlag
**Die heilende Kraft der Emotionen**, Dr. John Diamond, VAK
**Hara - Die Erdmitte des Menschen**, Karlfried Graf Dürckheim, Otto Wilhelm Barth-Verlag
**Die Antwort des Wassers**, Masuro Emoto, Koha-Verlag
**Wir alle sind unsterblich**, Ernst Meckelburg, Langen Müller
**Lebensnetz**, Fritjof Capra, Scherz-Verlag

**Vom doppelten Ursprung des Menschen**, Karlfried Graf Dürckheim, Herder-Verlag

**Bewegung - das Tor zum Lernen**, Carla Hannafort, VAK

**Die Klassische Tradition der Qi-Übungen (Qigong); Münchener Ostasien Studien Band 44**, Ute Engelhart, Franz Steiner-Verlag Wiesbaden GmbH

**Frühling und Herbst des Lu Bu We**, Übersetzt und Herausgegeben von Richard Wilhelm, Diederichs Gelbe Reihe

**Tao, Zen und schöpferische Kraft**, Chang Chung-Yuan, Diederichs Gelbe Reihe

**Dschuang Dsi**, Übersetzt von Richard Wilhelm, Diederichs Gelbe Reihe

**Das Tor des langen Lebens**, Houi-Chin Nan, esotera Taschenbücherei

**Kleine Klassik für die Akupunktur**, G. Kubiena, Haug-Verlag

**Der Klassiker des Gelben Kaisers zur inneren Medizin**, Wolfgang G.A. Schmidt, Herder-Verlag

**Das Arbeitsbuch zum I Ging**, R. L. Wing, Arkana-Goldmann

**I-Ging - Text und Materialien**, Übersetzt von Richard Wilhelm, Diederichs Gelbe Reihe

**Die Weisheit des Laotse**, Herausgegeben von Lin Yutang

**Laotse - Führung und Kraft aus der Ewigkeit**, Übertragung von Erwin Rousselle, Insel-Taschenbuch

**Tao Yoga der inneren Alchemie**, Mantak und Maneewan Chia, Ansata-Verlag

**Qigong in der VR China**, Thomas Heise, VWB-Verlag

**Handbuch des gewitzten Stadtkriegers**, Barfußdoktor (Stephen Russel), rororo

**Yin und Yang**, Gudula Linck, Beck-Verlag

**Die Grundlagen der chin. Medizin**, Giovanni Maciocia, Wühr-Verlag

**Mikrokosmische Landschaften**, Udo Lorenzen, Verlag Müller und Steinicke

**C. G. Jung und der östliche Weg**, Herausgeber J. J. Clarke, Walter-Verlag

**Geheimnis der goldenen Blüte**, Richard Wilhelm/C. G. Jung, Diederichs Gelbe Reihe

**Cantong Qi - Das Dao der Unsterblichkeit**, Übersetzt und Kommentiert von Richard Bertschinger, Krüger-Verlag

**Das alchemistische Buch vom inneren Wesen und Lebensenergie - Xingming Guizhi**, herausgegeben von Martina Darga, Diederichs Gelbe Reihe

**Die magischen Körper-Geistesübungen Chinas und deren Verbindung zum Schamanismus**, Thomas Milanowski, ML-Verlag

**Die Wandlungsphasen der traditionellen chinesischen Medizin Band 1-5**, Udo Lorenzen/Andreas Noll, Verlag Müller und Steinicke

**Der Ursprung der zehntausend Dinge**, Adeline Yen Mah, dtv-Premium

**Dao Shi - Die Übungen des Chen Xiyi -Qigong im Wechsel der Jahreszeiten**, Herausgegeben und bearbeitet von Jürgen Oster, Lotus-Press

**Die Aura**, Manuela Oetinger, Aquamarin-Verlag

**Der sichtbare und der unsichtbare**, C. W. Leatbeater, Mensch Bauer-Verlag

**Die Kunst des Feng Shui**, William Spear, Knaur

**Feng Shui - Farbe und Raumgestaltung**, Sarah Rossbach Lin Yun, Knaur

**Feng Shui und Gesundheit**, Dr. Jes T. Y. Lim, Joy-Verlag

**Bewusste Unsterblichkeit**, Roy Eugene Davis, CSA-Verlag

**Wahrheitsstudien**, Roy Eugene Davis, CSA-Verlag

**Das Mysterium des menschlichen Geistes**, Swami Muktananda, Siddha Yoga-Verlag GmbH

**Wissenschaftliche Heilmeditationen**, Paramahansa Yogananda, International Publications Council of SRF

**Universum Seele - Mikrokosmos-Makrokosmos**, Jutta Kittel, Argo-Verlag

**Qigong für Einsteiger**, www.tqj.de, Spezial des Taijiquan- und Qigong-Journal

**Qigong im Überblick**, www.tqj.de, Special des Taijiquan- und Qigong-Journal

**Taijiquan und Qigong Lexikon**, Monika und Gabi Lind, Kolibri-Verlag
**Das Lexikon der Kampfkünste**, Werner Lind, Sportverlag Berlin

**Kontakt zum Autor**

HP Gerhard Milbrat
Dan-Gong
Institut für chinesische Heil- und Bewegungskunst
Große Busch 3
59348 Lüdinghausen
Tel.: 02591/22 683
Dan-Gong.de
info@dan-gong.de

**Weitere Ausbildungsmöglichkeiten:**

World Chen Xiaowang Taijiquan Assoziation Germany
www.WCTAG.de

Li Jia Cheng
Jin Dan Dao System
www.jindandao.eu

Deutsche Qigong Gesellschaft e.V.
www.qigong-gesellschaft.de

Deutscher Dachverband für Qigong und Taijiquan e.V.
www.ddqt.de
info@ddqt.de
Tel.: 0551/2019900

Taijiquan und Qigong Netzwerk Deutschland
www.taijiquan-qigong.de
info@taijiquan-qigong.de
Tel.: 0700/88866655

# Auch von Lotus-Press

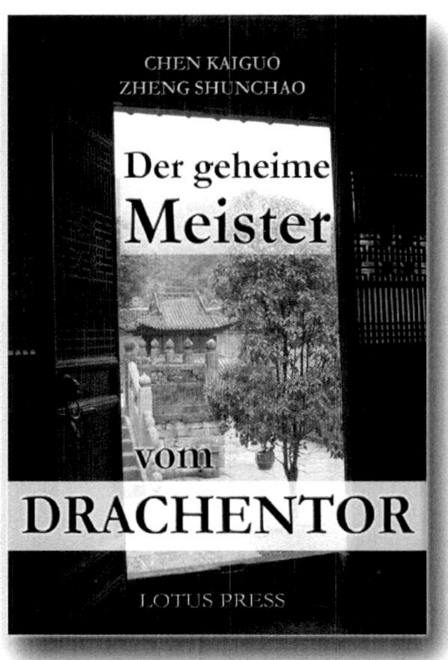


Chen Kaiguo, Zheng Shunchao

**Der geheime Meister vom Drachentor**

Inmitten der Wirren der Kulturrevolution, die Zehntausenden von Taoisten den Tod bringt, wird der junge Wang Liping von drei daoistischen Meistern zum größten Heiler, Schamanen und Magier Chinas ausgebildet. Dieses Buch erzählt die dramatische Lebensgeschichte Wang Lipings (geb. 1949), des Linienhalters der legendären Drachentorschule des Daoismus. Ein einzigartiger Einblick in die geheime Meisterschulung - spannend wie ein Roman, reich an Wissen und Weisheit.

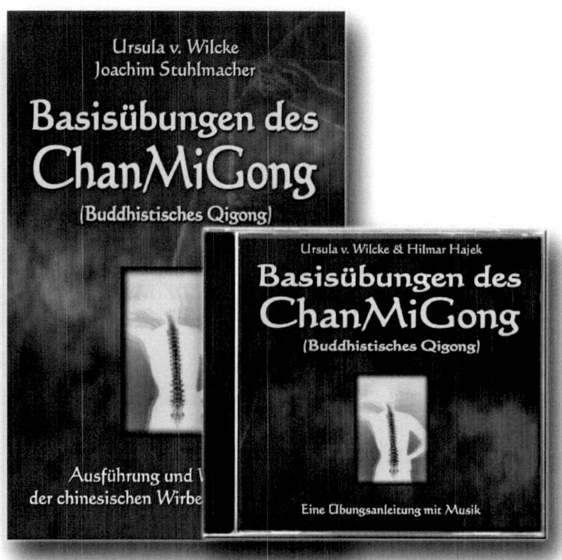


Ursula von Wilcke

**Basisübungen des ChanMiGong - Ausführungen und Wirkungen der chinesischen Wirbelsäulenübungen**

Buch + CD bauen eine Brücke zwischen der Übung des chinesischen "ChanMiGong" (buddhistisches Qigong) und dem westlichen Verständnis der Anatomie von Körper und Bewegung. Das Buch beinhaltet gestochen scharfe Fotos zum Erlernen der Übungen und jede Menge Hintergrundwissen, die CD fördert ein praktisches Verständnis und führt zu einer täglichen Übungspraxis. Auf ihr werden die vier Basisübungen des ChanMiGong und das sogenannte "Waschen der Wirbelsäule" angeleitet. Die wundervolle Musik von Hilmar Hajek fördert die Entspannung und beruhigt Körper und Geist.

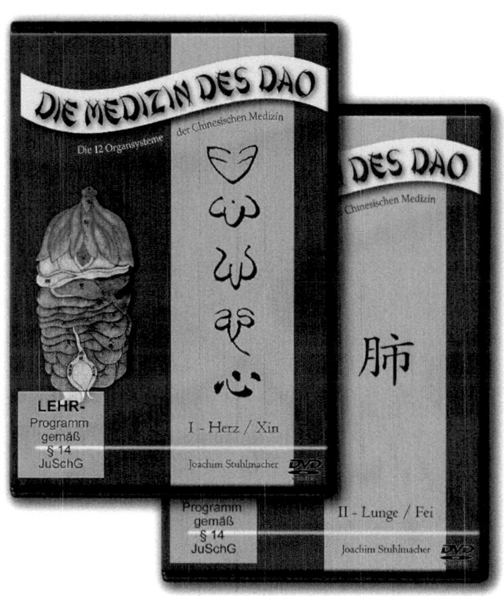


Joachim Stuhlmacher

**Die Medizin des Dao - Die 12 Organsysteme der Chinesischen Medizin**

1 - Herz / Xin: Auf der ersten DVD (inkl. Begleitbuch) beschreibt der Autor den spirituellen Hintergrund der Klassischen Chinesischen Medizin und schafft es, dieses Wissen auf unsere heutige westliche Welt zu übertragen. Das 1. Organsystem Herz/Xin wird detailliert mit seinen Funktionen und insbesondere in seiner psychologisch-geistigen Ebene erläutert. Erstmals in deutscher Sprache wird hier tiefgreifendes antikes Wissen in moderner Form für den westlichen Menschen nachvollziehbar und verständlich aufbereitet.

2 - Lunge / Fei: Das Organsystem Lunge/Fei wird detailliert mit seinen Funktionen und insbesondere in seiner psychologisch-geistigen Ebene erläutert.

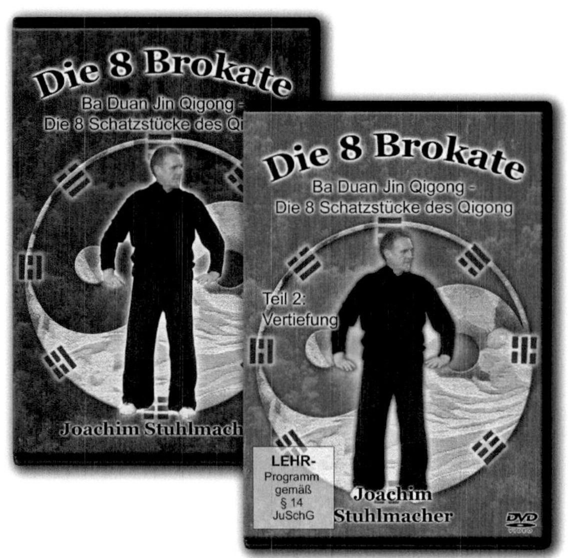


Joachim Stuhlmacher

**Die 8 Brokate**

Die 8-Brokate-Methode des Qigong gibt es bereits seit mehr als 1200 Jahren. Diese Übungen sprechen alle Organe an.

Wer nur für eine Qigongreihe täglich Zeit hat und dennoch das gesamte Wirkspektrum des Qigong erfahren möchte, der liegt bei den Brokaten genau richtig.

**Die 8-Brokate, Teil 2:**
Hier geht es unter anderem um die Vertiefung der körperlichen Aspekte beim Üben der 8 Brokate und die Vorstellung von Methoden und Tricks, tiefer in die Entspannung zu kommen. Worauf kommt es bei den Brokaten wirklich an und wie macht man am schnellsten Fortschritte?

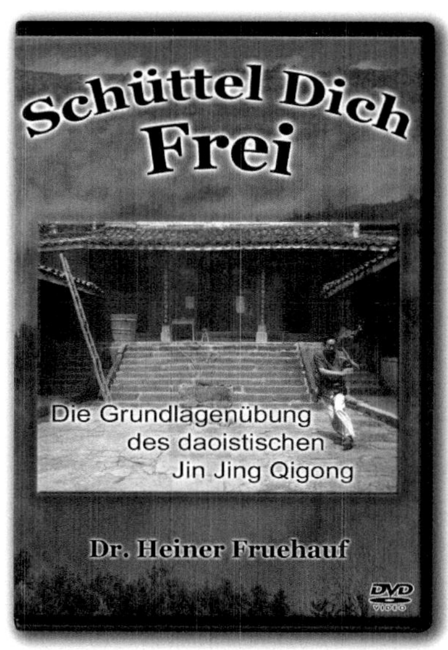


Dr. Heiner Fruehauf

**Schüttel Dich Frei - Die Grundlagenübung des daoistischen Jin Jing Qigong**

Das original daoistische Jin Jing Qigong ist eine klassische Qigongmethode aus den Emei-Bergen. Dr. Heiner Fruehauf ist einer der versiertesten westlichen Meister des Qigong. Er wurde direkt von Prof. Wang Qingyu als Linienhalter der alten Traditionslinie des Jin Jing Qigong ausgebildet.

In seiner jahrelangen Ausbildung in China und den USA erwarb er sich tiefe Einblicke in die Geheimnisse daoistischer Lebenskünste und höchsten Respekt vor dem alten chinesischen Wissen. Dies gibt er authentisch an seine Schüler weiter.

Die Schüttelübung "Tou" ist die grundlegende Übung innerhalb des Jin Jing Qigong. Dr. Fruehauf stellt diese Übung hier in allen Feinheiten auf der körperlichen, energetischen und geistigen Ebene vor und führt uns tief in die daostische Welt der Inneren Alchemie.

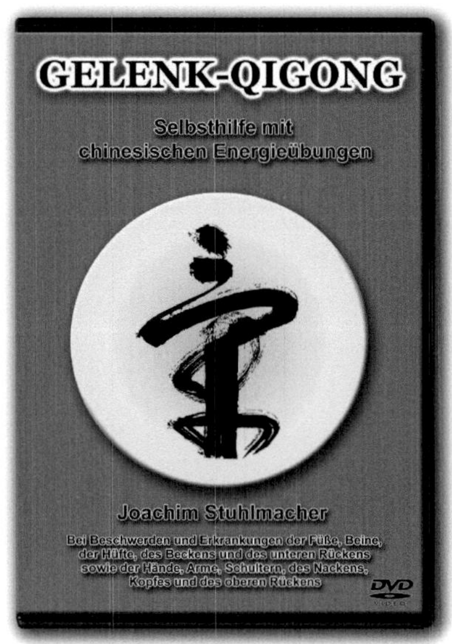


Joachim Stuhlmacher

**Gelenk-Qigong - Selbsthilfe mit chinesischen Energieübungen**

Die Übungen, die auf dieser DVD dargestellt und erklärt werden, werden in China sehr erfolgreich in der Vorbeugung und Therapie von Gelenk- und Wirbelsäulenerkrankungen eingesetzt. In vielen Kliniken wird das Gelenk-Qigong als Therapie angewendet und in Selbsthilfegruppen als Vorsorgeprogramm eingeübt. Der Autor dieser DVD verfügt über mehr als 20 Jahre Erfahrung in der Vermittlung dieser Übungsreihe in Seminaren und therapeutischen Einzelsitzungen. Die Übungen sind auch für Senioren und gehandicapte Menschen geeignet.

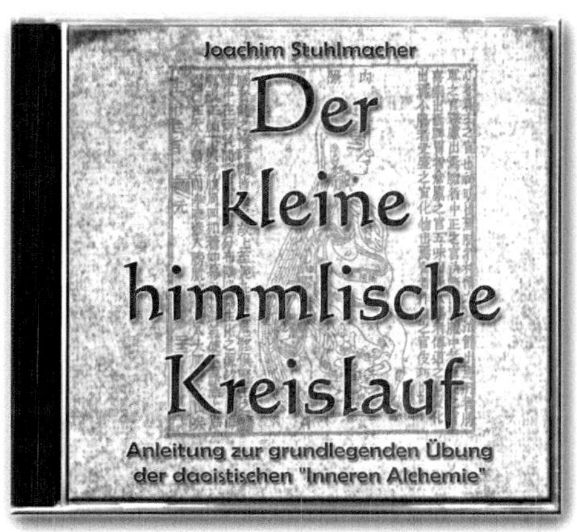


Joachim Stuhlmacher

**Der kleine himmlische Kreislauf**

Anleitung zur grundlegenden Übung der daoistischen "Inneren Alchemie"

Der kleine himmlische Kreislauf ist die wohl bekannteste daoistische Übung, die es bei uns gibt. Der Qigonglehrer Joachim Stuhlmacher führt, auf dem Hintergrund von mehr als 20 Jahren Erfahrung mit Qigong, in diese wichtige Übung der Inneren Alchemie ein. Neben der klass. Variante werden auch Variationen und vorbereitende Übungen erläutert und angeleitet, ohne die ein sinnvolles Praktizieren kaum möglich ist.

Tracks

CD 1

1. Vorübung zur Stärkung des Qi (30 Min.)
2. Vorübung zur Stärkung des Unterleibes (26 Min.)
3. Der kleine himmlische Kreislauf mit Atemführung (18 Min.)

CD 2

1. Der kleine himmlische Kreislauf für Fortgeschrittene (74 Min.)

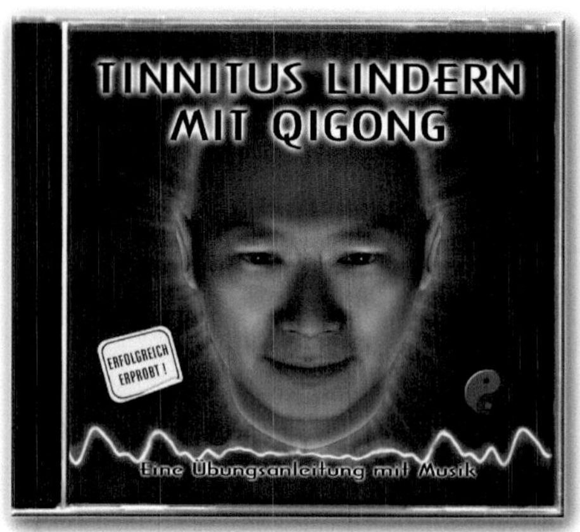


Joachim Stuhlmacher und Andreas Seebeck

**Tinnitus lindern mit Qigong**

Qigong bedeutet "Arbeiten mit der Lebenskraft". Das exakte Wissen um den Fluss dieser Kraft in unserem Körper hat schon vor Jahrtausenden die Grundlage der chinesischen Medizin gebildet. Aus dieser Sicht ist Tinnitus eine Störung der Funktionskreise Niere und Leber. Auf der CD werden Übungen angeleitet, die genau diese Funktionskreise stärken. Tägliches Üben vorausgesetzt, sind diese Übungen schon nach kurzer Zeit auch dem allgemeinen Gesundheitszustand sehr zuträglich.

Tracks:

1. Bewegungsübungen (32:36 Min.)
2. Atemübung (11:44 Min.)
3. Energiepunkt-Massage (8:55 Min.)

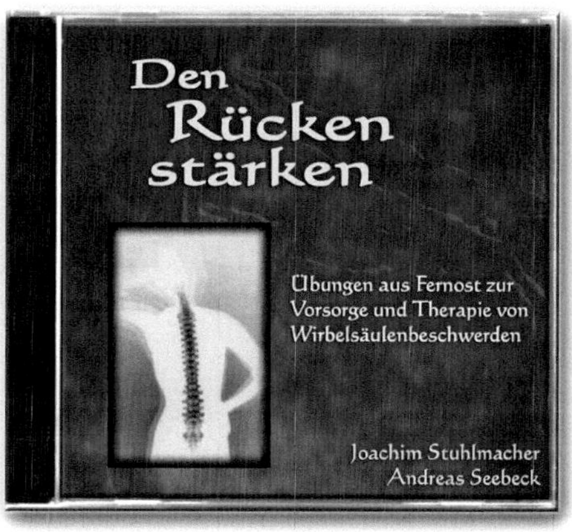


Joachim Stuhlmacher

**Den Rücken stärken**

Dieses Übungsprogramm stärkt den Rücken und ist für Menschen mit oder ohne Qigong-Erfahrung geeignet. Die Übungen werden im Sitzen oder Liegen ausgeführt, können also auch bei starken Rückenproblemen praktiziert werden. Durch regelmäßiges Üben erreichen Sie Schmerzlinderung, eine allgemein bessere Gesundheit und: mehr Lebensfreude!

Tracks:

1. Wiegendes Meer (35:51 Min.)
2. Strahlende Kraft für die Nieren (20:00 Min.)
3. Das Kreuzbein öffnen, die Knochen stärken (18:15 Min.)